养生论白话评析

董泽宏　刘兴都　贾绍燕　编著
李　征　制图

U0304733

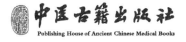

中医古籍出版社
Publishing House of Ancient Chinese Medical Books

图书在版编目（CIP）数据

养生论白话评析/董泽宏，刘兴都，贾绍燕编著．－北京：中医古籍出版社，2020.5

ISBN 978－7－5152－1593－8

Ⅰ.①养… Ⅱ.①董…②刘…③贾… Ⅲ.①养生（中医）②《养生论》－研究 Ⅳ.①R212

中国版本图书馆 CIP 数据核字（2017）第 249938 号

养生论白话评析

董泽宏　刘兴都　贾绍燕　编著

责任编辑　郑蓉　喻峰
封面设计　韩博玥
出版发行　中医古籍出版社
社　　址　北京东直门内南小街 16 号（100700）
电　　话　010－64089446(总编室)　010－64002949(发行部)
网　　址　www.zhongyiguji.com.cn
印　　刷　北京市泰锐印刷有限责任公司
开　　本　850mm×1168mm　1/32
印　　张　5.75
字　　数　100 千字
版　　次　2020 年 5 月第 1 版　2020 年 5 月第 1 次印刷
书　　号　ISBN 978－7－5152－1593－8
定　　价　28.00 元

作者简介

董泽宏，（中）医学博士，副主任医师。主编《中药现代研究与应用》6卷（总主编，编写药理部分，1998年1月学苑出版社出版，获中华中医药学会图书二等奖）。另外，他还主编《饮食防误300例》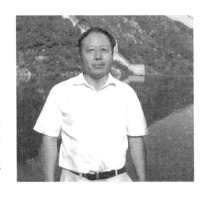
（1994年12月中国中医药出版社出版，独立完成）、《饮食精萃》4卷（2001年8月中国协和医科大学出版社出版，独立完成）、《药酒妙用205问》（第三主编，2011年3月人民军医出版社出版）、《足疗祛病100问》（主编，2014年4月人民军医出版社出版）、《食疗本草白话评析》3卷（2015年4月人民军医出版社出版，独立完成）、《内经密码望诊探秘》（2016年6月中国中医药出版社出版，独立完成）、《自然瘦身小百科》（2017年6月山西科学技术出版社出版，独立完成）。其还参与编写专著20余本，发表专业论文60余篇。他在《人民日报》《工人日报》《中国青年报》《北京日报》《北京青年报》《北京晚报》《中国民航报》等报纸发表科普文章100余篇，通讯、文学文章300余篇，共约1650余万字。

内容简介

　　《养生论》是中国养生史上第一篇全面、系统的养生学专论，为魏、晋时期大儒名贤嵇康综合儒、道等各家知识和其对养生的认识写成。本书共分九个部分，以儒学、道学、中医学及现代科学理论为指导，结合编者多年的实践经验及学习多种经典著作的体会，对《养生论》全文每个部分先进行白话译释，再逐句进行评析，并附图以辅助理解。本书是养生家必读书之一，适合各阶层不同专业的人阅读。

序

　　《养生论》为魏晋时期大儒名贤嵇康集多方面知识及其半生养生的体会写成的，是中国养生史上第一篇全面、系统的养生学文献。

　　东汉末年战乱频发，疫病流行，人们的健康水平十分低下，生命没有保障。疫病患者"悉被褐茹藿之子，荆室蓬户之人"，战争中刀剑弓矢伤人则不分贫富贵贱。脑满肠肥的士大夫有的"竞逐荣势，企踵权豪，孜孜汲汲，惟名利是务"，有的醉生梦死于温柔之乡。大腹便便的富商豪贾为了私益蝇营狗苟。被后世尊称为医圣的张仲景发出了"怪当今居世之士，曾不留神医药，精究方术……皮之不存，毛将安附焉"的感叹！张仲景晚年弃官从医，成了当时悬壶济世的名医。

　　嵇康也和张仲景有着同样的抱负，但嵇康没有专门从医，而是注重生命的养护。"圣人不治已病治未病"，养在治前，患病后也要注意养护，"三分病七分养"。养生不但能治疗即将发生的疾病，还可增强体魄，预防疾病，是最好的"治未病"。

　　嵇康出身寒门，祖上背井离乡，避仇而改姓。幼年丧父的惨痛经历、起伏的人生阅历及其对社会现象的洞察使他深知养护生命的重要性，他潜心研究养生知识多年，写成了养生学专论——《养生论》。该文的问世对养生者而言，如同暗夜幽室里的灯光、滋润旱苗的丝丝甘霖、空谷中传出的串串足音……

"渴而穿井，斗而铸锥"，《黄帝内经》虽叹"不亦晚乎"，但因"井"和"锥"能够救急，却最容易体现出它们的价值。战争和干渴的经历使人永生难忘，而和平的年代，没受过饥渴熬煎的人则不会有这种深刻的感受。就像扁鹊三兄弟中治未病的大哥及治初病的二哥没有享有扁鹊那样的盛名一样，嵇康的名声远不如被尊为医圣的张仲景显赫。但按扁鹊评判医生优劣的标准，嵇康应属扁鹊大哥那样医术高于扁鹊的医生。

"青山无墨千年画，流水无弦万古琴"，美好的东西多会长留人间。《伤寒论》《金匮要略》已在社会上广为人知，《养生论》却远没受到人们的重视。《养生论》千古才有一篇，应是和《伤寒论》《金匮要略》同样重要的经典。"此集也，藏于石室而无当！"《养生论》也该从古老的宝藏中走出，出现在人们的日常生活中，古为今用。

《养生论》全文仅1226字，简短的文字中却包含极为丰富的内涵，论点振聋发聩，字句发人警醒。文中提出：养生是长寿的主要方法，要形神兼养，养身更要养神；养生既要注意内伤七情，又要注意外感、饮食、环境等多种因素；养生须从微细做起，健康的身体源于长期积累，积细损能酿成大害，攒小益可获巨利；养生知常更要达变，变有时则能收到突出的效果；服药也是养生的重要方法。这些理论易行而又有效。《养生论》中的某些论点不仅指导养生，而且蕴含做人的深刻哲理。熟读《养生论》并学以致用便可受用一生，以《养生论》中之理教人德惠无穷。

"人过七十古来稀"，人们一直认为百岁是人的生命极限。最早的医学经典文献《黄帝内经》首次提出了百岁为"天年"的理论。如果根据《养生论》文中所述的养生理论养生，调养得理，人的寿命可得到延长，上寿可至120岁甚至更长。这些理论正逐步在现代社会基因研究及其他科学研究中得到证实。科学研究的每项成果的普及都需要一个过程，先进的科学手段也需要人们积极开发运用，《养生论》的理论在当代社会也应发挥作用。

现代社会人们的平均寿命已较古代明显延长，这取决于人们生活水平的提升，生存环境的改善，治疗已发疾病水平的提高。如果养生观念得到更广泛的重视，人人都注重养生，那么人们的平均寿命还会有较大的提升空间。随着老龄化现象的日趋明显，生活条件的改善，重视养生比历史任何时期都具有重要意义。

《养生论》是养生者必读的重要文献。《养生论》原文及译文已见于多种文献或书籍，并受到养生者的重视。但让《养生论》从距今一千七百多年的古代走进现代社会与大众广泛地对话，仅靠译文和简单的注释是不行的，需要进一步的文字解说以提供帮助，评析以加深了解。

笔者在三十余年前就曾读过《养生论》，文中的论述深深地记入脑中。后在讲授《医古文》时，笔者又重新认真学习了《养生论》，进一步加深了认识。光阴荏苒，不知不觉间老之将至，笔者越来越认识到养生的重要，且每有疑惑，便捧卷细读，每遍都有不同收获。如果"信而好古"却"述而不作"，如何能传示于后人让更多人受益？因此，笔者每读后均写下数十字或数百字的体会。随着个人体会的逐渐积累，笔者终于在2016年1月完成《养生论白话评析》初稿，并在多次修改后，交付出版，以期与养生家们共勉。

不得不提的是，圣贤的话也非言言金石，字字珠玑，真理永远都是相对的。《养生论》中有关神仙的论述不应提倡，虚无的道家思想当酌情运用，但这些都如太阳存在黑点一样不会影响它发出万丈光芒。

此外，本书仅是笔者一家一言，难免有错讹之处，如蒙高明指正，深表感谢！

董泽宏

前　言

中国医学与儒学有着密切的联系，不通儒学难以成医，医学成就有时候也取决于儒学成就。

中医治法中治疗肝病之法有疏肝、舒肝、柔肝、补肝之分，肝气郁结者用疏肝法疏导使通，轻者用舒肝、柔肝法。肝虚则用补法，具体补法中又有补气、补血、补阴、补阳之分。治疗原则排序不同，先后主次有别，滋阴降火、降火滋阴明显不同，前者以滋阴为主，后者以降火为主。补脾益肾、益肾补脾的区别亦是主次不同。补脾与健脾也有区分：补脾是补气或补阴；健脾是让脾的功能从不健康恢复至健康状态，可用助消化、通导大便或理气消胀等方法，也可兼以补法。

以中药黄芪为例，其作用为益气固表、利水消肿、脱毒生肌；其基本作用是益气，其他作用均与益气有关，故将益气放在第一位。气得补充，人体的汗液则能密固而不外泄；气足则有利于身体多余的水分排出，并能排出毒素，生长肌肉。其他中药功用排序均按此原则。

方剂命名的特点可归纳为十几种：一按全方药物命

名，如枳术丸、参附汤；二按主治作用命名，如生肌散；三按药物数量命名，如四味散、四物汤；四按功用命名，如补中益气汤；五按药味和功用命名，如五味消毒饮；六按主药命名，如参附汤；七按主药和功用命名，如当归四逆汤；八按抽象功用命名，如真武汤；九按主药和剂型命名，如参苓白术散；十按药物珍贵程度命名，如至宝丹。还有以创方人的姓及主药命名者，如王氏连朴饮。

以上内容都需要有一定的中医基础才能真正理解。中医基础理论包括阴阳五行学说、四诊八纲、辨证论治等内容，中医经典及其他古代医学文献文字艰涩难懂，还涉及史学、哲学、天文、地理及语法、语言产生的背景等多方面的知识，这些都需要有较强的文化功底才能领会贯通。"医儒不分"是中国古代社会的特有现象，"不为良相，当为良医"的格言早已深入读书人之心，"良相""良医"是大部分儒士实现济世救民的两大抱负。

现代医学不但需要了解语言学、哲学等各方面的基础知识，而且还要通晓物理、化学理论。只有这些专业知识功底深厚者才能成为大医。

因儒学与医学相通，通医学的儒士甚多，于是便出现了"儒医"之名，古代医家朱肱、许叔微、李时珍等都曾习举子业，王安石、苏东坡、沈括、刘禹锡、曹雪芹等既是文坛巨匠，也是医学大家。沈括搜集医方汇集成两本医药学著作《良方》和《灵苑方》，后来苏东坡收集的方剂与沈括收集的方剂合编为《苏沈良方》。《良方》详细记述的秋石阴阳二炼法程序要诀，被认为是世界上最早的"提取甾体性激素"制备法。刘禹锡集《传信方》二卷，书中涉及临床各科，兼有急救内容。陶弘景既是著名的医药家、炼丹家，又是文学家。儒医中最有代表性的人物是张仲景，他是中医四大经典之《伤寒论》《金匮要略》的作者，这两部经典是所有从事中医工作者必须学习的专著。

专与兼是矛盾的两方面。大儒不愿专门从医，除张仲景、张景岳外，苏东坡、沈括、刘禹锡等通晓医学的儒士均为业余行医而非专职医生。孙思邈和陶弘景是历史上享有崇高声望专门从医的大儒代表人物，孙思邈被后世称为"药王"，陶弘景是早期在药学方面卓有成就的医家。孙思邈的学生孟诜一生为官，穷一生经验著成《食疗本草》，被称为世界食疗学的鼻祖，未做过专职医生。

以上说明儒学功底深厚又专门从事医学者取得的成就更为突出，如果嵇康、刘禹锡、苏东坡、沈括能专门从事医学职业，张仲景不做官，张景岳不投军从戎，那么医学的历史将会被改写。社会进步需要管理及其他学科的多方面人才，各类专业均需齐头并进，社会才能健康发展，医学才能不断地从科技发展中吸取养分。这向人们提出了一个新的问题：如何让其他行业的精英们有医学专长兼而从事医学活动？现代医学需要现代科技支撑，如果物理化学强者能从事或辅助从事医学专业，如一位生物研究者靠自己的智慧治愈了妻子的"不治之症"——乳腺癌，这也是社会的巨大进步。

中国儒、道、释三教中儒、道起源于中国，释来自印度，儒与道粗分为二，实则一体，只是分支体系不同而已。有传儒教创始人孔子曾求教于道教创始人老子，实际这是"教学相长"的交流活动。孔子还求教过7岁小儿项橐，这证明儒家能兼容万物。没有儒学基础无法悟道。有人说医源于道，实际上其在根本上还是源于儒。儒与道均注重修身、养性，儒有积极向上的意义，道有消极遁世的思想，孟子"有所为而有所不为"是儒道兼容的至理名言。

嵇康曾说"老庄，吾之师也"，自称"轻贱唐虞而笑大禹""非汤武而薄周礼"，批判经学教育及儒家经典。他崇尚老子、庄子，提出了"越名教而任自然"的见解，反对儒教的某些教育理念。但他思想的根深植于儒学之中，如果没有儒学基础，他怎么能理解老子、庄子学说呢？产生这些思想的根源是其对当政者利用"名教"加罪于政敌的亵渎礼教的行为不满，更重要的是他学习前人的理论却不盲从，且还勇于创新。养生家必须

4

熟悉儒、道及医学知识，才能悟出其中的真谛。处在儒士能论医从医时代的嵇康将多种知识融合升华为系统的理论，编成《养生论》。《养生论》就是在这样一个复杂的历史背景下产生的儒、道与医结合的优秀成果。

　　秉烛之人照亮了别人的道路，自己却行夜道不远；无秉烛之人，则夜行人举步维艰。嵇康中年犯了"营内而忘外"的大忌，冷傲执拗的性格使他最终受人诬陷而遇害。《养生论》成了秉烛人照亮别人道路的烛光，笔者每读《嵇康集》想起隐士孙登"君性烈而才隽，其能免乎"的话时，禁不住为先师的境遇哀婉叹息。被嵇康烛光照亮道路的有历史留名者如孙思邈、陶弘景，也有未留名者，《养生论》所发出的光芒还将永久地照耀着后世养生者的道路。

董泽宏

嵇康小传

嵇康（224～263），字叔夜，汉晋时期著名思想家、音乐家、文学家，"竹林七贤"（阮籍、嵇康、山涛、刘伶、阮咸、向秀、王戎）的精神领袖。曾官至曹魏时期主管议政的中散大夫，后世称之为嵇中散。祖籍浙江省绍兴市上虞区，祖先本姓奚，其曾祖父为躲避仇家，迁徙到安徽省淮北市濉溪县，改姓为嵇。嵇康身长七尺八寸，风姿特秀。见者叹曰："肃肃如松下风，高而徐引。"其幼年丧父，由母亲、兄长抚养成人。幼年聪颖好学，博览儒学群书，喜欢多种技艺。成年后喜读道家著作，注重养生，其兄嵇喜说其："家世儒学，少有俊才，旷迈不群，高亮任性，不修名誉，宽简有大量。学不师授，博洽多闻，长而好老、庄之业，恬静无欲。"

嵇康善文，著有《与山巨源绝交书》《与吕长悌绝交书》《酒赋》《蚕赋》《怀香赋》《释私论》《管蔡论》《明胆论》《答难养生论》《难自然好学论》《难宅无吉凶摄生论》《答解宅无吉凶摄生论》，均被后人收录于《嵇康集》中。嵇康工于诗，其诗今存50余首。

嵇康通晓音律，尤爱弹琴，主张声音的本质是

1

"和"，合于天地是音乐的最高境界，认为七情变化的本质并非音乐的感情而是人的情感，著有《琴赋》《声无哀乐论》两部音乐理论著作以及《长清》《短清》《长侧》《短侧》四首琴曲。其四首琴曲与蔡邕"五弄"合称为"九弄"，弹奏"九弄"曾被隋炀帝作为取仕的条件。

嵇康擅长书法，工于草书。善丹青，有《巢由洗耳图》《狮子击象图》传世，现已失佚。

嵇康鄙视权贵，性格孤傲，在当时的政治斗争中倾向于皇室一边，对新政当权者司马昭采取不合作态度，因此颇招忌恨。权臣钟会说："嵇康，卧龙也，不可起。公无忧天下，顾以康为虑耳。"后其终因吕安之案被处死，年仅 39 岁。

嵇康临刑之时三千名太学生集体请愿，请求赦免嵇康。行刑前，嵇康神色不变，看日影离行刑尚有一段时间，便要来平时常用的琴，在刑场上抚了一曲《广陵散》，曲毕从容就戮。

嗟呼！大德不扬，大才不隐！苏东坡叹曰："晋文帝以卧龙而杀嵇康……世皆以为非也！"嵇康好友王烈亦叹曰："叔夜志趣非常而辄不遇，命也！"

目 录

1

第一部分 寿命极限概说

【原文】

世或⁽¹⁾有谓，神仙可以学得，不死可以力致者；或云上寿百二十，古今所同，过此以往，莫⁽²⁾非妖妄者。此皆两失⁽³⁾其情⁽⁴⁾，请试粗论之。

夫神仙虽不目见⁽⁵⁾，然⁽⁶⁾记籍所载，前史所传，较⁽⁷⁾而论之，其有必矣。似特⁽⁸⁾受异气，禀之自然⁽⁹⁾，非积学所能致也。至于导养得理⁽¹⁰⁾，以⁽¹¹⁾尽性命，上获千余岁，下可⁽¹²⁾数百年，可有之耳。而世皆不精，故莫能得之。

【名词解析】

（1）或：人称代词，指有的人。

（2）莫：代词，没有什么。

（3）失：原意指失去，本义指不符合。

（4）情：指情况、事实。

（5）目见：目，名词作状语，指用眼睛看见，亲眼看到。王充《论衡·说日》："鲁史目见，不空言也，

1

云与雨俱，雨集于地。"

（6）然：转折连词，然而，可是，但是。

（7）较：通皎，明白，明显。《史记·伯夷列传》："此其尤大彰明较著者也。"

（8）特：范围副词，只，只是。

（9）禀之自然：禀，接受；自然，泛指自然界。禀之自然，特指非人为因素。

（10）导养得理：导养，指养生；得理，得当，得法。导养得理，指养生合乎自然规律。

（11）以：连词，表于是，结果。

（12）可：副词，大约。

【白话译文】

世上有些人认为，神仙可以通过修炼学习而成就，长生不老可以通过努力达到；有的人说，人的最高寿命可达一百二十岁，这是古今人们共同的认识。寿命超过一百二十岁的说法，都是蛊惑人心的荒谬言论。这两种说法都不符合人类寿命长短的实际情况，请允许我对这个问题试着粗略地谈论一下。

神仙虽然不能凭着人们的肉眼看到，但是记事的书籍、历代史籍都明确地记述着神仙和神仙的事迹，看来世上像是一定有神仙的了。神仙似乎单独禀受了特异的物质，这种特异的物质来源于自然，并不是长期学习就

2

能够获得的，也不是普通人能够得到的。但是如果人们导气养性修身得法的话，便可享尽天年，修养最好者最高能拥有一千多年的寿命，最低也能有几百年的寿命，这都是能够实现的事。然而世上的人都不精通导气养性修身的方法，所以没有人能够获得这样的寿命。

【评析】

一、上寿一百二十岁的理论根据

地球上所有的生物，都有特定的寿命极限，据《吉尼斯世界纪录大全》记载，海龟类的寿命最长可达 152 年，狗鱼最为长寿，可活 200 多岁，堪称鱼中"老寿星"。然而蜉蝣类昆虫，只能存活几小时。苍蝇、蚊子的寿命也较短，"朝菌不知晦朔，蟪蛄不知春秋"（朝菌为早生晚死的虫子，蟪蛄为一种春生秋死的虫子）。关于人类寿命的极限到底是多少，科学家们一直在进行积极的探索，试图寻找出比较准确的答案。据英国《独立报》报道：人类寿命尚有一定的延长空间，哈佛医学院研究人员已经在实验动物白鼠身上找到了"长寿基因"，研究者通过在白鼠体内复制这种"长寿基因"，将实验白鼠的寿命延长 0.5 倍。

人的寿命期限到底是多少年？一般学者认为，按生理特征可用以下几种方法进行粗略的推断。

（一）细胞分裂测算法推算

对所有动物而言，用细胞分裂次数乘以分裂周期得出的就是自然寿限。近期研究已经发现，在细胞的染色体顶端有一种叫作端粒酶的物质。细胞每分裂一次，这种端粒酶的物质就缩短一点，当端粒酶短到无法再缩短的时候，细胞的寿命也就到了尽头，也就标志着生命的终止。

动物中鸡的细胞最多可分裂 25 次，平均每次细胞分裂的周期为 1 年零 2 个月，据此推算则鸡的寿命是 30 年。美国学者海弗利克通过实验研究发现，人从胎儿时期细胞分裂到 50 次时，便会全部衰老死亡。

人的细胞较鸡的细胞分裂周期为长，人体细胞从胚胎期便开始分裂，每次分裂的间隔一般为 2.4 年，将此间隔与 50 相乘推算人的寿命应该能达到 120 岁，这个数字正好符合文中说的"**上寿百二十**"。

有学者认为人体细胞到 20～25 岁就会完全成熟，此后随着时间的推移开始逐步衰退，人体中的所有器官也随之逐渐衰退。每一年下降约 1%，100 年的时间已基本衰退完毕，加上之前的细胞成熟期，人类寿命最长可达 125 岁，也基本符合文中所说"**上寿百二十**"。

（二）按性成熟期测算法推算

哺乳类动物的寿命一般是性成熟时间的 8～10 倍。人的性成熟年龄大部分为 14～15 岁，大部分学者认为

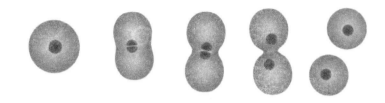

细胞分裂图

性成熟以女子第一次月经来潮、男子遗精为标志，个别早熟者可前推至 10 ~ 12 岁。性早熟也是早衰的重要标志之一，性早熟者寿命稍短一些。用这种方法推算人的寿命正常情况下可至 100 岁，最高寿限可达 150 岁。

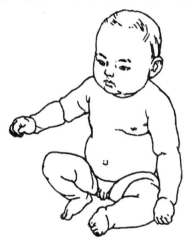

婴儿图

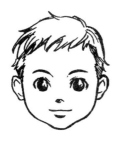
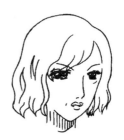

男童图   女童图

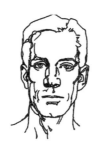
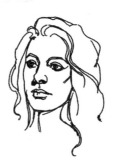

中年人图

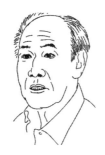
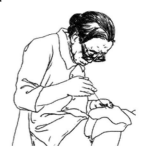

老年人图

（从婴儿到老年人变化图）

（三）按生长期测算法推算

一般来说，哺乳动物的寿命期限相当于其生长周期的 5 ~ 7 倍。如狗的生长期是 2 年，它的寿命为 10 ~ 14 年；牛的生长期是 4 年，它的寿命为 20 ~ 28 年；马的生长期是 5 年，它的寿命为 25 ~ 35 年。由此推算人的生长期是 21 ~ 24 年，那么人的寿命应该是在 105 岁以上，最高可达 168 岁。

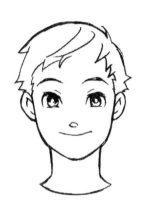 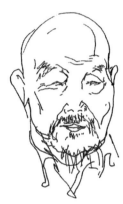

儿童老人比较图

（四）按怀孕期测算法推算

据国外学者的研究报道，人类的生长发育期与人的寿命期之间可计算出一个变异系数，医学上规定，以末次月经的第一天起计算预产期，整个孕期共有 280 天，10 个妊娠月（每个妊娠月为 28 天）。孕妇在妊娠 38 ~ 42 周内分娩，均为足月。有人认为按 38 周计算，人类的怀孕期为 266 天，相差超过一周为明显异常。通过变异系数与怀孕时间的计算得出人类的生命极限约为 168 年。

二、史上有无"上获千余岁，下可数百年"之人

（一）"人过七十古来稀"的可靠性

据历史统计资料，世界人口的年龄结构在漫长时期内都没有发生太大的变化。据国外人口学家研究报道，从原始社会到资本主义初期阶段，人类的年龄结构平均大致是 14 岁以下人口在 36.2% 至 37.8% 之间变动，15 至 64 岁的人口在 60.9% 至 58.8% 之间变动，65 岁以上人口仅占 2.9% 至 3.4%。"人过七十古来稀"，此言不虚。

直至 18 世纪发达国家人们的平均寿命延长后，人类的短命状况才开始有了明显的改变，人的寿命是随着社会发展而递增的。据报道：1957 年中国人的平均寿命为 49.6 岁；1997 年中国人的平均寿命为 61 岁；2002 年亚太地区社会科学与医学大会上的权威数字表明中国人的平均寿命为 71.4 岁；目前中国人的平均寿命为 72 岁。衰老是导致人们死亡的最主要的因素，能度过 100 岁者，万里也难以挑一。"对酒当歌，人生几何？譬如朝露，去日苦多！"曹操《短歌行》提出了一个千古难题：人的寿命究竟有多长？有没有寿命几百岁甚至千岁的人呢？

（二）长寿老人的文献记载

1. 国外长寿老人的文献记载

据大洋网讯，2002 年 7 月 31 日大洋论坛中的报道，印度发现世界上寿命最长的人是 130 岁的老太太戴弗吉·黛维。谁是有史以来最长寿的人呢？犹太《圣经创世纪》声称，在大洪水之前，人类的寿命都长得不可思议，长寿冠军是玛土撒拉，活了 969 岁，这纯属无稽之谈。

2. 国内长寿老人的文献记载

明朝谢肇淛《五杂俎》记载："人寿不过百岁，数之终也，故过百二十不死，谓之失归之妖。然汉窦公，年一百八十。晋赵逸，二百岁。元魏罗结，一百七岁，总三十六曹事，精爽不衰，至一百二十乃死。洛阳李元爽，年百三十六岁。钟离人顾思远，年一百十二岁，食兼于人，头有肉角。穰城有人二百四十岁，不复食谷，惟饮曾孙妇乳。荆州上津县人张元始，一百一十六岁，膂力过人，进食不异。范明友鲜卑奴，二百五十岁。"据史料记载，会昌五年二月二十四日，唐代白居易、胡杲、吉皎、刘真、郑据、卢贞、张浑等人退居洛阳，曾做尚齿之会，并书姓名、年齿，绘其形貌，题为九老图，还各赋诗记其事。九老传世姓名不一，最年长者是李元爽，时年 136 岁。按照这些记载，活过 120 岁者代不乏人，甚至有活到 200 多岁者。享有"药王"盛誉的唐代医家孙思邈寿达 102 岁，甚至有传言 169 岁者，他的弟子孟诜也享有 93 岁高龄。

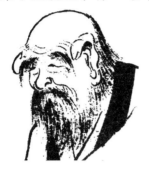 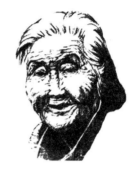

男寿星图　　　　　　　　女寿星图

3. 200 岁以上长寿老人的可信性

近代超过 200 岁的世界上极其罕见的寿星是中国气功养生家李青云，生于清康熙十六年（1677），先后经历了康熙、雍正、乾隆、嘉庆、道光、咸丰、同治、光绪、宣统九代至民国时期，卒于民国二十二年（1933），享年 256 岁。李青云晚年时，《纽约时报》《时代杂志》都对其做了报道。据记载，乾隆四十二年（1777）李青云因在中医中药方面的杰出成就，而获得清政府颁发的特别奖励，这期间他还接受过许多西方学者的来访。

据《永泰县志》记载更长寿者是陈俊，陈俊生于唐中和元年（881），卒于元泰定元年（1324），历经唐、五代、宋、元，享寿 443 岁。陈俊没有子嗣，晚年生活由乡人供养，后来身体逐渐萎缩，成了体重只有 5 公斤左右的侏儒。村里妇女们为了方便照顾如婴儿大的老人，到地里干活时将他放在菜篮子里带到田园，在其饿时喂以人乳，所以乡邻称他为"菜篮公"。

中国史料记载的 200 岁以上之人有待考证，中国寿星的象征是彭祖。据传彭祖生于夏代，到商末时已经 800 岁，很明显这只是传说，《五杂俎》的可信度值得推敲。近代的李青云，有人曾质疑为李青云、李庆远两个人。对于享年 443 岁的陈俊，虽然言之凿凿，似乎非常可信，但《永泰县志》记载的依据也有待考证。故 200 岁以上长寿老人可信性不强，千岁之人则闻所未闻。但**"上获千余岁，下可数百年"**也并非信口开河，详见下说。

三、世上有无神仙

世上有无神仙？现实生活中任何一个唯物论者都认为没有。但文中所述"夫神仙虽不目见……其有必矣"，却给出肯定的答案。

信奉神仙说有两层意义。

（一）认识的局限性

1. 传说中最早的神仙

古时上流社会的人，特别是有着优越生活的钟鸣鼎食之家最希望将这种生活延续下去，希望永久地延长生命，然而只有神仙才能与天地同寿，和日月同辉，永远长生。

传说人类最早的祖先创始元灵，在宇宙诞生之初，灵窍初开，渐具神智。创始元灵既没有形象，也没有肉体。经过无数年的修行，创始元灵功德圆满，道法得成。在漫无边际的混沌宇宙中，创始元灵成为宇宙间唯一的一个"清醒者"，忍受着难以想象的孤独寂寞。仿佛为了完成某种约定好的神秘的使命，创始元灵利用造化神器的无上灵力，竟又不知从哪里找来四个形象各异、灵窍初开的生灵收为弟子，这四个弟子是：鸿钧老祖、混鲲祖师、女娲娘娘和陆压道君。创始元灵分别传授给四个弟子不同的修行法门：大弟子鸿钧老祖，修"玄清气"；二弟子混鲲祖师，修"玄灵气"；三弟子女娲娘娘，修"玄空气"；四弟子陆压道君，修"玄明气"。合称"清灵空明"四祖。

鸿钧老祖收了三个徒弟，即道德天尊（太上老君）、元始天尊（盘古）、灵宝天尊（通天教主）。道德天尊从其元神真身中分别修出以"太玄清气"为主的"太玄清气""玉玄清气"和"上玄清气"三种不同境界（合称"三清"），使"玄清气"推陈出新、发扬光大；更创出一门派别——道教。二弟子元始天尊用斧头开出天地，更用法术化出山川大地、江河湖海。他开天辟地，更在鸿钧老祖所传的"玄清气"中，修出"玉玄清气"的境界，并创立出一个教派——阐教，收门人弟子无数。三

12

弟子灵宝天尊在"玄清气"中，修出"上玄清气"的境界，创立出一个教派——截教。灵宝天尊手下弟子无数，后来玉帝手下的二十四星宿、雷公电母、普天星相等几乎都是他的门人。

混鲲祖师弟子无数，什么蟒牛蛇兽、蛟鹏狮猴，各种形象的生灵都有。其最得意的两大弟子为接引道人和准提道人。大弟子接引道人兼学太上老君之法，元神化身为中国大雪山南麓、尼泊尔与印度的交界处迦毗罗卫城的王子乔达摩·悉达多。他独自静坐于一棵菩提树下，豁然功法圆通，得悟大道，人皆称其为"佛"，又尊其为释迦牟尼尊者。其创立出一个派别——佛教。二弟子准提道人神秘消失多年后，有一天产石猴横空出世，即传说中的孙悟空。

人首蛇身模样的女娲娘娘，虽然性格孤僻，但胸怀广大。其在师侄元始天尊一斧头凿出一个天地后，炼烧红、黄、蓝、白、黑五色彩石，以无上道法补天，并从一只深海万年巨龟身上砍下四条腿，作为支撑天地的四柱，使天地终于重归宁静。女娲娘娘又怜宇宙造化苍生万物之意，于是用水和泥土，仿照其小师弟陆压的相貌，捏了无数男女泥人，将他们放在地上，使他们都活了过来。

前三者道法功深、开宗立派功德无量。四弟子陆压道君乃离火之精，无什么名声留下。这些均是传说中最早的"神仙"。

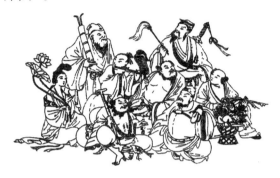

八仙汇聚图

2. 神仙文化的产生

"神仙"说影响深远。自从人类产生以来就有一种"神仙"理论支撑着人们的信念，并深深地根植于人们心中，一直延续至今。

这种信仰在社会的发展中逐渐形成了独具特色的"神仙文化"，过年放鞭炮、贴对联（门神）等就是"神仙文化"的一种表现形式。

（二）坚定人们的养生信念

1. 修炼可成真人、圣人样的神仙

通过修身养性能"成仙得道"的观点伴随着"神仙文化"的出现而产生。《素问·上古天真论》说："余闻上古有真人者，提挈天地，把握阴阳，呼吸精气，独立守神，肌肉若一，故能寿敝天地，无有终时，此其道生。中古之时，有至人者，淳德全道，和于阴阳，调于四时，去世离俗，积精全神，游行天地之间，视听八达之外，此盖益其寿命而强者也，亦归于真人。"（我听说上古时代有称为真人的人，掌握了天地间的阴阳变化规律，能够调节呼吸，吸收精纯的空气，超脱世人的状态而独处，使精神守持于体内，坚持锻炼身体使筋骨肌肉与整个身体达到高度的协调。所以真人的寿命同于天地没有终了的时候，这是他修道养生的结果。中古时代有称为至人的人，具有淳厚的道德，能全面地掌握养护生命的道理，和调于阴阳和一年四季的变化，脱离世俗社会生活的干扰，积蓄体内的精气，集中精神，使精神远驰于广阔的天地自然之中，让视觉和听觉的注意力专注于八方之外。这是至人延长寿命和强健身体的方法，这种人也可以归入真人的行列之中。）

通过修炼身心即使不能成"神仙"，也可向"神仙"的方向接近，达到延年益寿的目的，故《素问·上古天真论》又说："其次有圣人者，处天地之和，从八风之理，适嗜欲于世俗之间，无恚嗔之心，行不欲离于世，被服章，举不欲观于俗。外不劳形于事，内无思想之患，以恬愉为务，以自得为功。形体不敝，精神不散，亦可以百数。其次有贤人者，法则天地，象似日月，辨列星辰，逆从阴阳，分别四时，将从上古合同于道，亦可使益寿而有极时。"（其次有称为圣人的人，能够安和地生活于天地自然的正常环境之中，顺从自然界各种气候的活动规律，使自己的嗜好欲望同世俗大众社会相应，没有恼怒怨恨的情绪；行为不离开世俗大众的一般准则，穿着与大众相同的装饰普通纹彩的衣服，举动也没有炫耀于世俗的异常地方。在外他不使自己的形体过度劳累，在内没有任何的思想负担，一切活动都以安静、愉快为目的，满足于悠然自得的状态。所以圣人的形体不容易衰惫，精神不容易耗散，寿命也可达到100岁左右。其次还有称为贤人的人，能够依据天地间的各种变化、日月的升降、星辰的位置，顺从阴阳的消长，适应四时季节的变迁。贤人的行为遵从上古真人，使生活节奏符合养生的法则，这样的人也能延长寿命而达到理想的效果。）

传说的达到真人、圣人样的典型是民间广为流传的道教中的八仙。八仙均为凡人得道，个性与百姓较为接近，为道教中重要的神仙代表。八仙分别代表着男、女、老、幼、富、贵、贫、贱；八仙所持的檀板、扇、拐、笛、剑、葫芦、拂尘、花篮等八物代表八仙之品，习称"八宝"。关于八仙之名，明代以前众说不一。有汉代八仙、唐代八仙、宋元八仙，所列神仙各不相同。至明吴元泰《八仙出处东游记》始定为：铁拐李、汉钟离、张果老、蓝采和、何仙姑、吕洞宾、韩湘子、曹国舅。八仙中每仙都有一段传奇经历。

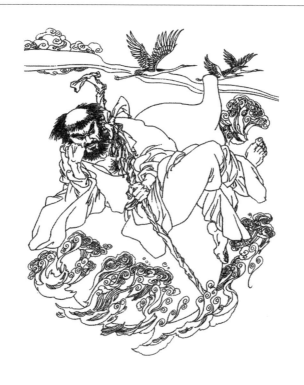

铁拐李

铁拐李，巴国津琨（现重庆市江津区石门镇李家坝）人。幼年天资聪慧，闻名于巴国。李耳（老子）骑牛云游巴国机缘识得幼年铁拐李，见其非凡给予点化。巴王多次邀铁拐李为官均遭其拒绝。巴国后为秦惠文王所灭，当时连年战乱，百姓民不聊生，处处饿殍，遭受国破家亡的铁拐李看破红尘，离家出走，去华山学道访仙，晚年修道于石笋山。

传说铁拐李成仙后精专于药理，并炼得专治风湿骨痛之药膏，恩泽乡里，普救众生，深得百姓拥戴，被封为"药王"。唐代被称为"药王"的是孙思邈，后世又称之为"孙真人"。据传铁拐李生卒年约为公元前418至公元前326年，而孙思邈生卒年约为541年至682年，若按生卒年推论，两位"药王"虽均未与日月同寿，但孙思邈的养生修炼成就高于铁拐李，铁拐李只是寿命比常人长而已，并非长生之仙。

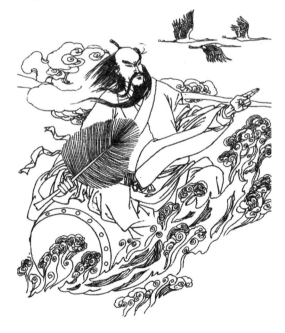

汉钟离

汉钟离，名权，字云房，号正阳子，京兆咸阳（今陕西省咸阳市）人。据传汉钟离是东汉时期人，唐朝时期度化了吕洞宾，是道教北五祖之一。汉钟离的形象常常是袒胸露乳，手摇棕扇，大眼睛，立眉毛，红脸膛，头上扎两个丫髻，神态自若。金元时期全真道教兴起，人们为回应中国民间信仰及传说以宣扬其教法，将汉钟离、吕洞宾等推为北五祖。

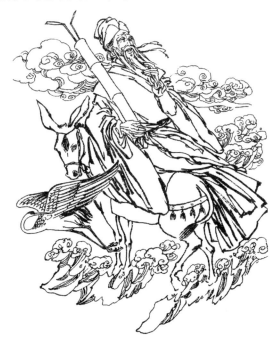

张果老

　　张果老，原名张果，因在八仙中最为年长，故被尊称为"张果老"。唐开元年间《唐玄宗敕封仙人张果记》

记载其为"邢州广宗人也"（今河北省广宗县张固寨村人），新、旧《唐书》均载：其于武则天时，隐居中条山。时人皆称其有长生秘术，年龄有数百岁，武则天曾派使者前去召见，张果老佯死不赴。

唐开元二十一年，唐玄宗召之，张果老又再次装死，气绝很久才苏醒，使者不敢进逼。唐玄宗闻知，再次派徐峤去邀请。张果老只得进京，展示了多种特异功能。《太平广记》记载张果老自称是尧帝时人。

何仙姑，本名何秀姑，生于广州增城，唐武则天时期人。为卖豆腐人家的女儿，自小聪明伶俐，14 岁时幸遇云游到此的吕洞宾。吃了吕洞宾给她的云母片后能知人间祸福，并常去罗浮山里访仙。因父母为她找婆家事不满而不肯嫁人，投井自尽，后从福建莆田的江河里漂出来。秀姑的死而复生在当时传为奇案，遂有秀姑"登仙"传说。

传说成仙后的何仙姑念念不忘人间的疾苦，经常在南方行云布雨，消除疫灾，解救苦难。凡是善良人需要帮助，只需默默向天空祈祷，她便能像及时雨一样赶到，给予人们神奇的力量。因经常手持荷花，本又姓何，故被雅称为"何仙姑"。

何仙姑的出生地还有广西、福建、浙江、安徽、湖南等多种说法。据《古今图书集成·神异典》所引《安庆府志》《祁阳县志》《福建通志》《浙江通志》及《歙

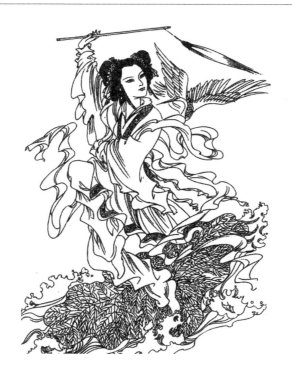

何仙姑

县志》记载，安徽桐城及祁门、福建武平、浙江昌化等地，都有何仙姑在当地治世渡生的灵迹仙踪。《浙江通志》与《歙县志》记载，何仙姑曾经于北宋哲宗元祐年间（1086～1094），驻世教化一方。

蓝采和（647～741），姓许名坚，字伯通，别名养素，蓝采和是他的乐名。据传蓝采和生于四川省大英县，常穿破蓝衫，一脚穿靴，一脚跣露，手持大拍板，

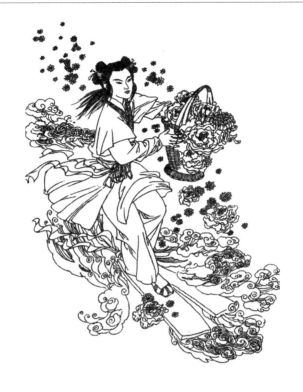

蓝采和

行乞闹市，乘醉在勾栏里唱杂剧，周游天下。蓝采和年50 岁做寿时失误官身，被官府棒打四十大板，后被汉钟离引度成仙。陆游在《南唐书》中说他是唐末逸士，他的事迹在《续仙传》《确潜类书》等书中也有记载。有传一次他在酒楼上闻空中有笙箫之音，忽然升空而去者。据《道论诠绎》记载，北宋时期聚仙会时应铁拐李之邀在著名仙苑石笋山被列入八仙。

　　蓝采和的《踏歌》曲被广为流传，这首曲子记录了他的身世和遭遇："踏歌蓝采和，世界能几何？红颜三椿树，流年一掷梭。古人混混去不返，今人纷纷来更多。朝骑鸾凤到碧落，暮见桑田生白波。长景明晖在空际，金银宫阙高嵯峨。"

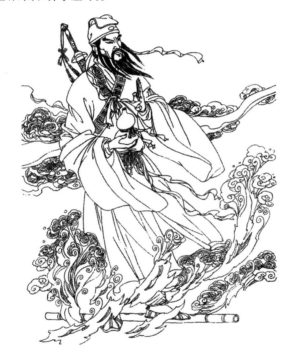

吕洞宾

　　吕洞宾，名嵒，字洞宾，道号纯阳子，自称回道人，河东蒲州中府（今山西省芮城县永乐镇）人。吕洞宾是道教中的大宗师，八仙中流传故事最多者，"狗咬吕洞宾，不识真人"是民间常说不识好坏人的习语。

吕洞宾原为儒生，40岁得火龙真人所传天遁剑术，64岁得汉钟离所传丹法，道成之后，普度众生，被尊为"剑祖""剑仙"，又被称为"吕祖"。吕洞宾为天下道教主流全真道的祖师，目前道教全真派北派、南派、东派、西派，还有隐于民间的道门教外别传，皆自谓源于吕洞宾。至今在河南省睢县仍然保留有明兵部尚书袁可立为祭祀吕洞宾而建的袁家山吕祖庙。华轩居士据《全真诠绎》记载，于北宋期间应八仙之首铁拐李之邀在著名仙苑石笋山聚会时列入八仙之列。

韩湘子与唐代文学家韩愈为叔侄关系，生性放荡不羁，超凡脱俗。先受韩愈轻视，被斥"不务正业"，后悟道得法，展示绝技，被青眼相看。

曹国舅本名曹景休，出身名门世家，祖父为北宋开国名将曹彬，姐姐是宋仁宗的皇后，为出身名门的皇亲国戚，因胞弟之案悟出养生真谛，进八仙之列。

综上所述，八仙原来均是肉体凡胎真人，通过修炼而达到"仙人"的境界。他们的主要特点有以下几个方面。

第一，天资加勤奋。韩愈《师说》："闻道有先后，术业有专攻。"（懂得道理有先有后，技能各有钻研与擅长。）"养生修道"是"术业"的一种，人人均可师可

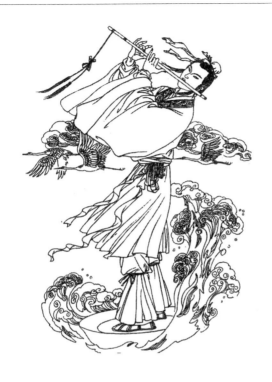

韩湘子

从，师从不同的人就会收到不同的效果。要做出闻名于世的巨大成就，不仅需要较好的天资，还需要刻苦修炼。"天将降大任于斯人也，必先苦其心志，劳其筋骨，饿其体肤，空乏其身，行拂乱其所为，所以动心忍性，曾益其所不能"。这是对要取得事业成功人士的基本要求，修炼者更要付出加倍的辛苦。

第二，经过名师引导。名师才能出高徒，张良得秦

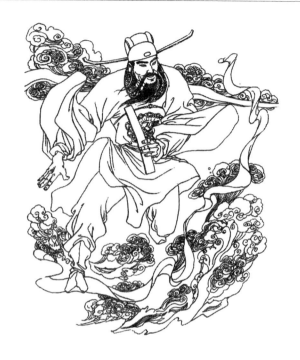

曹国舅

汉时隐士黄石公授予《太公兵法》，才能助汉高祖刘邦夺得天下。鬼谷先生是著名思想家、道家的代表人物、兵法集大成者，也是纵横家的鼻祖，既带出了孙膑、庞涓，还带出了苏秦、张仪。八仙均受名士或其他某位八仙成员的点化，经过自身修炼成"仙"。

第三，行动异于常人。他们将功名、利禄、儿女私情全部舍弃，均属于异于常人的"另类"。他们行为放荡不羁，行动怪异，与黄石公反复丢鞋三试张良一样，汉钟离让韩湘子舔舐痈疮试验韩湘子入道时的诚心。八仙均有异于常人的能力，有的通晓医术，有的还修炼"法术"，张果老气功已炼到至奇地步，能使人"死而复生"。因"异"使人们感到"奇"，当人们对某些"奇异"现象不能以常理解释时就将之推崇为"仙"了。

第四，利用修炼所能达到的非凡能力给社会做出过较大贡献。八仙中每位"仙"均以自己所学、所修炼的技能服务民众。道与医联系密切，八仙中首"仙"铁拐李就是"苍生大医"，利用医术解救民众疾苦。有些"仙"利用掌握的某些知识及自然界的变化规律推测天气变化，测知未来的"吉凶祸福"，使人们感觉他们能呼风唤雨，决定生死。同样有奇异功能的魔鬼则只能给民众带来灾难。

第五，当时的民众心理上需要神仙。民众期盼神仙随时降临人间为其解除苦难，特别是灾难到来时这种心情更为迫切。对于有些做出非凡大业或义举的人，人们尊之为神仙，修建寺庙敬奉他们，如关羽、岳飞、孙思邈等。

启示：历史上被人们称为神仙的很多，八仙只是典型代表。八仙修炼得道成仙获得长生只是传说。《黄帝内经》中"寿敝天地"的"真人"只是人们的一种良好愿望，但修炼可使人们向"真人"一步步地接近。八仙这些具有真姓名的"仙人"均影响深远，在人类的发展史上画上了深深的印记。所谓八仙即修道较深者，他们均是养生修身的楷模，都享有古稀以上的高寿。有资料可查者如吕洞宾 40 岁得火龙真人所传剑术，64 岁得汉钟离所传丹法，具体年龄虽无据可查，但一定是高寿之人。

据记载，何仙姑一生经历了后晋、后汉、后周、北宋四个朝代。何仙姑与父母三人均享寿 100 岁以上，何仙姑之父何大郎公，享寿 101 岁，其原配夫人黄一娘，享寿 102 岁。有载"何仙姑父母之墓也在武平岩前，保存完好，碑记依稀可辨"。

张果老生于隋文帝年间，逝世于开元二十三年（735），活了 100 多岁，虽然可信性有待考证，但应为寿命极高之人。

养生修身能使身体健康长寿，投入多少决定获得的多少，舍弃枝末（名利、金钱）部分才能延长根本部分（寿命）。张仲景虽然发出过"皮之不存，毛将焉附"的感叹，但按记载，寿不足 70 岁（约生于 150～154，约卒于 215～219），成就至伟，却不入仙列。历史上的神仙离我们非常遥远，现代"神仙"就在我们的身边。名医陈彤云教授、颜正华教授已达 97 岁高龄，但仍能出诊看病。我的老师李经纬先生近 90 岁高龄，仍思维敏捷，每天坚持学习、写作。这些人是现代的"神仙"，学习"神仙"们的养生方法，提高生活质量，延长寿命是现代人永远的努力方向。

2. 修炼"长寿成仙"影响深远

古代的帝王生活条件最为优越，也最"惜命"，最愿意永远长生。秦始皇统一六国后，面对人生的巨大成功、广阔无垠的大好河山，体会着至高无上的权威，享受着花样翻新的锦衣玉食，逐渐产生了长生不老的想法。秦始皇到泰山封禅时遇到了方士徐福，徐福向秦始皇介绍了当时流行齐地的"神仙文化"，认为神仙永远不会死亡，如果吃了仙药也可以成仙。秦始皇很快达到痴迷的程度，先是派徐福入海寻药，后又让卢生找仙药，最终也没找到延寿的方法。

汉武帝也是信奉神仙法术的帝王，在位时方士和各类神巫多聚集长安城内，还不惜斥重资去营建一系列接待神仙的建筑，"金铜承露盘仙人像"即为其中一项规模较大的工程。当时除方士外，多数人认为"露"为祥瑞之物。《瑞应图》说："露色浓为甘露，王者施德惠，则甘露降其草木。""甘露降"是帝皇施仁政、德泽万民的征兆。汉朝郭宪《洞冥记》载："东方朔游吉云之地……得玄黄青露盛之璃器以授帝（指汉武帝）。帝遍赐群臣，得露尝者，老者皆少，疾病皆愈。"这则传说反映了汉代人的普遍心理，即认为服用甘露可以祛病延寿。基于标榜德政和求长生两种目的，汉武帝便在长安城中建造了承露盘以承接上天赐予的甘露。其实承露盘中承接的仙露，只不过是由于早晚温差凝结于盘中的水蒸气而已。

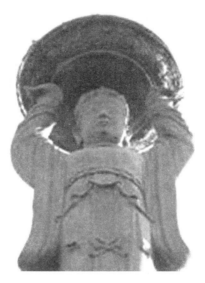

承露盘

汉武帝就把承露盘中水蒸气凝结的水珠，当成了长生不老的仙水。方士将承接下来的露水和美玉的碎屑调好后，让汉武帝服下，并且告诉汉武帝如此便可长生不老。不少人相信"无根水""上池之水"有奇特功效，在中医界影响很深。

汉武帝的死本是一个巨大的讽刺，可还是有一大批崇尚方术的人乐此不疲。魏晋南北朝至宋代，神仙术一直极为盛行。故作者受神仙理论影响，深信神仙之说。

阅读此文，不能沉溺于神仙说。学习养生理论，要做到"行动有神仙""心中无神仙"。"行动有神仙"即认真按照养生方法自觉约束自己的一切行动、养护生命，如此自然能达到延长寿命的目的。"心中无神仙"即不相信有神仙，《素问·上古天真论》所说的"真人""至人"世上不会有，但被称为"圣人"的孔子寿达73岁，被称为"贤人"的孟子寿达84岁，一般人通过努力也能达到这个目标。所以我们应该提高生命质量，争取百岁而终，无憾地完成生命历程。

四、应用现代科学方法延寿，人的平均寿命提高已成事实

（一）科技的发展已使人的平均寿命大幅提高

随着社会的发展、人类环境卫生的改善、卫生质量的提高，人的寿命也在不断延长。据国外人口学家研究，在4000年前的青铜器时期，人的平均寿命只有18岁左右。美国学者Harry E. Seifert据1933年中国的地区性人口调查资料统计，中国当时"平均寿命只有35岁"。据上海市2016年5月17日公布的权威数据：上海女性平均寿命2015年达到最高85.09岁，比男性高4.62岁。2016年5月15日的报道称，青海省玉树市人均寿命也达到了64岁。人类平均寿命的提高，很大程度上依赖于科技的进步，体现了社会的进步，人类文明的发展。

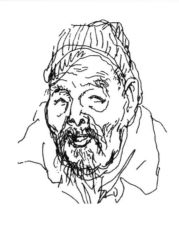

长寿老人图

（二）长寿方法的研究探索

科学家们一直积极探索用科学方法延长寿命，在探索过程中也存在着较大分歧。美国有些科学家认为，即使科学不断进步，大部分人的寿命也很难达到 100 岁，至少在未来的一个世纪内难以达到。

伊利诺伊大学芝加哥分校研究公共保健的教授奥勒尚斯基认为，现在世界上还没有哪种神奇的药物如荷尔蒙、抗氧化剂或基因工程及生物技术的方法，可以像有些人预言的那样，使人类的寿命增至 120 岁或 150 岁。加州大学旧金山分校研究寿命问题的专家赫福利克完全同意奥勒尚斯基的观点。但是奥勒尚斯基并不否认，有一些事实是令人鼓舞的。他在旧金山召开的美国科学发展协会的年会上说，自从 1900 年以来，由于医疗水平的提高，人类的平均预期寿命已经增加了30年。

　　英国学者认为，人的寿命与预期寿命是两个不同的概念。寿命是指某一个人能活多久，预期寿命是指在某一年出生的人群预计平均能活多少年。人类的最长寿命大约是125年，即使人类最常见的死因如癌症、心脏病和中风等消除了，预期寿命也最多增加15年，然后人便会因衰老而死亡。只有生物学研究人员找到真正能延缓衰老的方法，并使这一发现服务于全人类，人类寿命延长的下一次大飞跃才会出现。

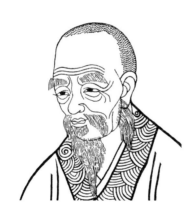

长寿老人图

（三）长寿方法的突破性研究进展

1. 特殊蛋白质能使寿命延长

据最近报道，延长寿命的研究出现了突破性进展，美国马萨诸塞大学的科学家依据多年的研究经验，成功发现一种特殊的新蛋白质能将人的寿命延长到 120 多年。在饥饿状态哺乳类动物的机体可产生这种特殊的蛋白质。正是这种蛋白质向人们揭示了机体的潜在力量，并创造条件将人的生命期限延长至 120 年或更久。

2. 基因"修改"的酵母菌可使寿命数倍延长

据《卫报》报道，长期从事人体衰老机制研究的美国南加利福尼亚大学生物医学家瓦尔特·隆哥教授发现，经过基因"修改"的酵母菌，寿命可延长 6 倍! 酵母菌是单细胞生物，可完整地诠释细胞的老化机制。这项试验创造了延长生物生命程度的最高纪录。

3. 基因增加细胞分裂次数法可使寿命数倍延长

据研究，血管内皮细胞的分裂能力是有限的，人一生中血管内皮细胞的分裂次数极限是 40~60 次，高龄者大动脉内皮细胞的分裂寿命短，且呈现肥大、老化的形态，使用基因技术，可使血管内皮细胞的分裂次数从 65 次增加到 200 次以上，这将使人的寿命延长 3 倍以上。使用纳米技术，可使实验动物大鼠的脑细胞寿命延长 3~4 倍，如果用于人类也能延长人的寿命。

4. 端粒酶倒转可使寿命更长期限延长

另据报道，有学者已经发现了细胞的染色体顶端有一种叫作端粒酶的物质。端粒酶是一种由催化蛋白和RNA模板组成的酶，可合成染色体末端的 DNA，赋予细胞复制的永生性。端粒酶的存在，就是把 DNA 复制的损失的端粒填补起来，使端粒修复延长，可以让端粒不会因细胞分裂而有所损耗，使得细胞分裂的次数增加。

人体细胞每分裂一次，端粒就会缩短一点，当端粒最后短到无法缩短时，细胞的寿命也就终止。把端粒酶注入衰老细胞中，延长端粒长度，便可使细胞年轻化。如果给老人注射类似端粒酶的制剂，或许就能延长老人的端粒长度，达到使其返老还童的目的。有学者已提出大胆的设想，如果对端粒酶来个"时序倒转"，细胞便会长生不灭，生命则会长期限延长甚至无限期延长。但不利因素是：癌细胞中具有高活性的端粒酶，端粒酶会使癌细胞无限分裂加速癌细胞的扩散。即使端粒酶在体内会产生"时序倒转"，细胞出现变异时速度也会非常迅速，促进人的死亡。

第二部分　养生的关键在养神

【原文】

何以⁽¹⁾言之？夫服药求汗，或⁽²⁾有弗获；而愧情一集，涣然流离⁽³⁾。终朝⁽⁴⁾未餐，则嚣然⁽⁵⁾思食；而曾子衔哀，七日不饥⁽⁶⁾。夜分⁽⁷⁾而坐，则低迷⁽⁸⁾思寝；内怀殷忧⁽⁹⁾，则达旦不瞑。

劲刷理鬓，醇醴⁽¹⁰⁾发颜，仅乃得之；壮士之怒，赫然殊观⁽¹¹⁾，植发冲冠。由此言之，精神之于形骸，犹国之有君也。神躁于中，而形丧于外，犹君昏于上，国乱于下也。

【名词解析】

（1）何以：以，介词，凭，据；何，介词的前置宾语。何以，根据什么。

（2）或：代词，有时。

（3）涣然流离：涣然，离散，消散。《荀子·议兵》："君臣上下之间，涣然有离德者也。"此指水盛貌。流离，下流不止。

36

第二部分　养生的关键在养神

【原文】

何以[1]言之？夫服药求汗，或[2]有弗获；而愧情一集，涣然流离[3]。终朝[4]未餐，则嚣然[5]思食；而曾子衔哀，七日不饥[6]。夜分[7]而坐，则低迷[8]思寝；内怀殷忧[9]，则达旦不瞑。

劲刷理鬓，醇醴[10]发颜，仅乃得之；壮士之怒，赫然殊观[11]，植发冲冠。由此言之，精神之于形骸，犹国之有君也。神躁于中，而形丧于外，犹君昏于上，国乱于下也。

【名词解析】

（1）何以：以，介词，凭，据；何，介词的前置宾语。何以，根据什么。

（2）或：代词，有时。

（3）涣然流离：涣然，离散，消散。《荀子·议兵》："君臣上下之间，涣然有离德者也。"此指水盛貌。流离，下流不止。

36

（4）终朝：整个早上。

（5）嚣然：嚣通"枵"，空虚。嚣然，空虚貌。

（6）曾子衔哀，七日不饥：曾子，姓曾，名参，字子舆。他使孔子的儒家思想既有继承，又有发展，与孔子、孟子、颜子、子思比肩，共称为五大圣人。他的修齐治平的政治观，省身、慎独的修养观，以孝为本、孝道为先的孝道观影响中国 2000 多年。衔，含着，引申为藏在心里。

（7）夜分：指夜半时刻。

（8）低迷：指昏昏沉沉，迷迷糊糊，欲睡状。

（9）殷忧：殷，盛，深。殷忧，深忧。

（10）醇醴：浓烈厚味的酒。

（11）赫然殊观：赫然，怒貌；赫然殊观，不同于常人的怒容。

【白话译文】

凭什么这么说呢？人们服用药物以求发汗，有时并不能够取得发汗的效果；可是一旦惭愧的心情汇集，便会大汗淋漓。整个早晨没有进食，就会饥肠辘辘，很想吃饭；但曾子由于亲人去世心情极度悲伤，七天不吃东西也不感到饥饿。到了夜半时间还坐着不睡的人，就昏昏欲睡；如果心里有深沉的忧虑，则一晚上一直到天亮也不能入眠。

梳子可以将头发梳理条顺，浓烈的美酒可以使面部出现红热状，这只是靠外力达到的一般程度罢了；可是壮士如果发起怒来，愤怒的样子看起来和平常人大不相同，远强于饮用烈酒的效果：发怒时竖起的头发、可冲起帽子，震动头巾。由此说来，人的精神对于有形的身体，犹如国家中起主管作用的君主。如果精神在内躁乱不安，处于外部的身体就会受到损害，犹如处于当朝的国君昏庸无道，国家的人民就会在下边作乱一样。

【评析】

一、不良情绪是伤害身体的猛剂毒药

（一）不良情绪是主要的致病内因

《素问·阴阳应象大论》载："人有五脏化五气，以生喜怒悲忧恐。"中医学认为"外伤六淫""内伤七情"是导致疾病的两大类主因，七情即喜、怒、忧、思、悲、恐、惊，"喜伤心""悲忧伤肺""怒伤肝""惊恐伤肾""思伤脾"。这七种情绪世上每个人均有，七情致病有比外感致病更难治疗的特点。七情中虽然"喜"能伤心，但一般认为"喜"属良性情绪。过喜也有害，相传宋朝名将牛皋就是在活捉金兀术后因兴奋过度，大笑而死。除"喜"之外，其他则均为不良情绪，这些不良情绪发作不明显时并不使人致病，但对身心也能产生细微的影响，保持心态平淡而不产生不良情绪是最好的养

生方法。文中以悲、忧、怒三种不良情绪示例，意在警示人们恶性情绪能起到比外部因素强烈数倍的不良作用。

现代研究发现，心情抑郁会使人自主神经系统发生变化，免疫功能下降，诱发多种疾病；会使抑郁症患者患心脏病的危险性比其他人高 2 倍，遭遇中风的概率比其他人高 3 倍；会使人容易出现性欲减退、便秘、阳痿、闭经、乏力等症状；还可使慢性疾病的康复时间延长。

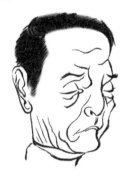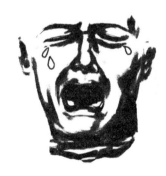

情绪低落图示

（二）情绪紧张可促使排汗增加

情绪波动太大会对身体各个系统产生不同程度的不良影响。"愧情"是严重悲伤的情绪表现，中医学认为悲属肺志，肺主皮毛，肺气不足，卫外的阳气不能强固外表皮肤，人就会经常自汗容易感冒。现代医学认为汗液来自汗腺的分泌，汗腺的分泌神经是交感神经，人体汗腺的数量极多。数以百万计的汗腺，一般分为两类。一类为小汗腺，广泛地分布于全身的皮肤下面，平均每平方厘米约有 300 个，全身共约 230 万个。当大运动量活动或外界环境温度升高时，人体主要靠这种汗腺排汗，生理学家将这种排汗叫温热性发汗。另一类为大汗腺，分布在腋窝、乳头、外阴等部位的皮下。当人受到惊吓、兴奋或羞辱时，主要是这种腺体排汗，生理学家将这种排汗叫作神经性发汗。

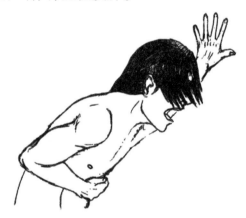

悲哀过度，咳而泪出，捶胸顿足，痛不欲生

（三）不良情绪影响消化系统功能

情绪变化可明显地影响食欲，中医学认为脾主运化水谷，胃主受纳腐熟水谷，脾主升清，胃主降浊，二者共同承担着食物的消化吸收和营养物质的转运输布功能。肝主疏泄，是人体调理气机的重要枢纽，可以帮助脾的运化水谷和升清作用及胃的腐熟水谷和通降功能。肝还可以调理情绪，使人保持良好的心态。肝的疏泄功能还可以排泌胆汁，促进食物的消化吸收。如果情绪异常，就会导致肝气郁结，从而出现肝气横逆犯胃或克脾，导致脾胃不和或肝脾不和，胆汁排泌不畅，人的消化吸收功能障碍，出现消化不良的各种表现。

现代研究表明，人处于惊恐紧张的情绪状态时，可引起胃的肌肉紧张，引起痉挛性疼痛，供给胃壁营养的血管平滑肌痉挛，使胃壁营养不良，抵抗力下降，而这时胃液的酸度增高，对胃壁起着腐蚀作用，所以很容易产生溃疡。

人的消化道也存在一个神经系统，被称之为"肠神经系统"。肠神经系统和中枢神经系统以及人的消化系统一起，形成了神经内分泌网络系统，又称"脑肠轴"。如果人的心情不好，悲哀和忧愁就会通过"脑肠轴"，引起脑肠肽等胃肠激素的分泌异常，导致消化功能障碍。不良的社会心理因素，可以通过人的神经内分泌网络系统导致胃部疾病，引起消化性溃疡、胃食管反流病、功能性消化不良等，出现胃痛、胃胀、恶心、呕吐、反酸、胃灼热、反食、便秘、腹泻等各种不适。

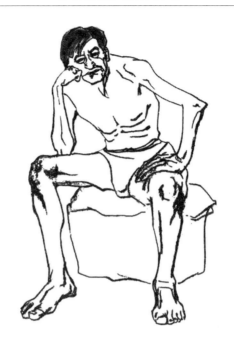

情绪影响致健康状况不良，骨瘦如柴

（四）不良情绪影响神经系统

情绪失控常会引起心情的改变，忧郁心情可导致思维消极、悲观和自责、自卑，对前途悲观绝望，思维困难，记忆力下降，脑力劳动的效率明显下降。情绪低落患者大脑中儿茶酚胺浓度增高，脑血管收缩变细，脑组织缺血缺氧，经常出现头昏症状。

不良情绪容易影响睡眠，导致睡眠障碍。"衔哀"的曾子处于"殷忧"状态，"七日不饥"，还会"达旦不瞑"。抑郁症患者经常会有顽固性睡眠障碍（发生率高达98%），表现为失眠、入睡困难、早醒、睡眠节律紊乱、睡眠质量差等。

（五）不良情绪如城门失火，可殃及池鱼

"恼怒是拿别人的错误惩罚自己"。有人做过实验，将恼怒时呼出的气体通过特殊方法采集后注入纯净水中，水的颜色会发生改变，且随恼怒程度增加颜色浓度加深。这种水液含有一定毒性，将之注射入实验动物小鼠体内后，抽出小鼠血液检查发现有不同程度的中毒改变。

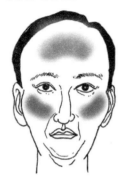

不良情绪影响日久，五脏俱损，体瘦睡眠差，面部发黑

良好的情绪能感染人，形成良好的氛围，对亲属朋友带来良性影响。不良情绪则会对亲属朋友产生不良影响，甚至会影响与他们之间的关系。孙思邈《大医精诚》中说："一人向隅，满堂不乐。"

人的不良情绪对动物也会产生不同程度的影响。如果主人的情绪低落或经常对所养的猫、狗类动物无端发脾气，则会引起小动物情绪低落或狂躁不安。

二、神是支配情绪变化的中心

（一）神有神仙、精神之分

神有两层意思。通常所说的神是长生不老的神仙，由于"神仙文化"传说久远，对人们的心理及思维活动产生一定的影响。但真正主导人的情绪变化，并支配形体活动的是人的精神，即本段所说的神。神与精密不可分，常合称精神。神是精的活动表现，属阳；精是神的物质基础，属阴。故有聚精会神、积精全神之说，人精力不集中时常被人称为"走神"。

（二）精神是各类思维活动的总括

从哲学角度分析，精神是一个集合概念，是一切过去的事和物的记录及此记录的重演，包含了精神物类和精神事类两种，诸如运动惯性、弹性、可塑性、化学反应、电荷吸引排斥、条件反射、感觉、认知、意识、思维、心理等物质运动以及物体所产生的观感、听感、触感、知识、理念、理论、宗教信仰、信息、见闻、语言、言论、文字、文章等与精神活动有关的所有概念。

本文所说的神——精神，属人类心理活动的总称，大脑思维活动时生物体脑组织所释放的一种不可见的暗能量。动物界所有情绪变化均属于精神，即神的范畴。文中将内在精神与外在形体的关系比作国君与国君所管辖的臣民的关系，国君是决定国家大政方针的人。什么是人体中的君呢？《素问·灵兰秘典论》说："心者，君主之官，神明出焉。"（心是主管全身的君主样的官，人的精神意识活动都由心发出。）这里的心即现代的大脑。

神是神、魂、魄、意、志、思、虑中的一种。关于精神活动的具体分类，《灵枢·本神》说："故生之来谓之精，两精相搏谓之神，随神往来者谓之魂，并精而出入者谓之魄……心有所忆谓之意，意之所存谓之志，因志而存变谓之思，因思而远慕谓之虑，因虑而处物谓之智。"（阴阳两气相合而产生的生命的原始物质叫作精；阴阳两精相互结合而形成的生命活力叫作神，伴随着神气往来存在的精神活动叫作魂，依靠精气的出入流动而产生的神气功能叫作魄……心里有所记忆并进一步形成欲念的过程叫作意，欲念已经存留并决心实施的过程叫作志，为了实现志向而反复考虑应该采取什么措施的过程叫作思，因思考而预测结果的过程叫作虑，因深谋远虑而有所抉择以巧妙地处理事务的过程叫作智。）

（三）精神支配思维及形体活动

人的任何行动都要受到精神支配，人的具体行动，如走、拿、握、取等均是精神支配的结果，情绪变化更与精神直接相关。人精神错乱，"六神无主"，管理身体的各种活动和情绪失常，失魂落魄说明神伤的程度。**"赫然殊观，植发冲冠"**是神伤的另一种程度。把握"神"的变化，先宁"神"，抓住问题的关键，形也自然会安定下来。

第三部分 养神要从微细做起，
并要形神相亲，表里俱济

【原文】

夫为稼于汤⁽¹⁾之世，偏有一溉之功者，虽终归燋烂，必一溉者后枯。然则一溉之益，固不可诬⁽²⁾也。而世常谓一怒不足以侵性，一哀不足以伤身，轻而肆之，是犹不识一溉之益，而望嘉谷于旱苗者也。

是以君子知形恃神以立，神须形以存，悟生理⁽³⁾之易失，知一过之害生。故修性以保神，安心以全身，爱憎不栖于情，忧喜不留于意，泊然无感，而体气和平。又呼吸吐纳⁽⁴⁾，服食⁽⁵⁾养身，使形神相亲，表里俱济也。

【名词解析】

（1）汤：即成汤，商代开国的君王，又称商汤。商汤时曾经大旱7年。

（2）诬：欺诈，此意指轻视。

（3）生理：生存之理，指生机。

（4）吐纳：古时气功中的炼气方法，即呼吸，将胸中的浊气从口中呼出，再由鼻慢慢吸入清鲜之气。

（5）服食：道教的修炼方式。服用丹药和草木药以求长生的养生方法。服食法起源于战国方士，道教承袭之。至魏晋南北朝时，提倡服食金丹，同时服食草木药也较为普遍。唐代炼丹术大盛，服食丹药者众多，因草木药大多加入丹药烧炼，单服草木药者相对减少。

【白话译文】

在商汤时期的大旱年间种植的庄稼，有过单独一次灌溉的禾苗，虽然最终也要枯萎，但必然是有过一次灌溉的秧苗最后枯萎。既然这样，那么一次灌溉的益处本来就不可轻视啊！可是世上的人经常认为一次生气不足以伤害生命，一次悲哀也不足以伤害身体，小看并且轻率地放纵这些有害的情感。这就像不明白一次灌溉的益处，却期望枯干的旱苗长出好的庄稼一样。

因此精通养生道理的人知道身体依赖精神而生长，精神凭借身体而存在。明白生机很容易丧失，懂得一次过失也会伤害生命，所以陶冶性情以保养精神，使心神安定来保全身体。感情上不存留爱憎情绪，心中也不存留忧喜，清净淡泊没有欲念。因为没有受到不良情绪的影响，就会身心和洽，气机顺畅。加上经常呼吸吐纳、服食丹药来调养身体，所以身体和精神相互融合，表里之间相互协调。

【评析】

一、生活中不可忽视的"一"

（一）"一"有大"一"和小"一"之分

三国时刘备去世前给其子刘禅的遗诏中说："勿以恶小而为之，勿以善小而不为。"对养生而言，"善"即"益""利"，"恶"即"无益""不利"。日常生活中，真正明白这些道理者少，忽略小事和细节的现象非常多。很多人不注重生活中的"一"。"一"有大"一"有小"一"。就"恶"而言，大"一"指一次即能造成严重伤害的事，古语有"一是为甚，岂可再乎"，即指大"一"而言。

小"一"指小的伤害。小"一"也不可忽视，积微可成著，积损能成渐，千里长堤溃于蝼蚁之穴。如同在一个物体上划痕一样，每划一次都会留下一次的痕迹，小划一次会留下较轻的痕迹，重划则会留下深深的痕迹。小"一"累积成多，就会对身体产生严重的伤害，甚至伤害性命。

大"一"和小"一"在人体发育的各阶段都有所不同，幼年至青少年时最容易被人们忽略。

（二）不良小"一"积累可成大害

以人们的第一需要——饮食为例，家畜类肉食即红

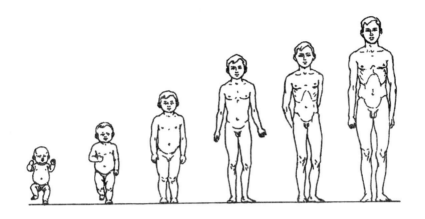

幼年至青年的发育不同阶段图

肉类，多食对人体危害甚多，现代科学已证实其是致癌的主要因素之一。人人都知道肉食比普通素食要香。"偶尔多吃一点没问题"这是餐桌上经常听到的话，这种观点危害甚大。如果不严格限制自己，认为"偶尔多食一些"无害，有一次就会有"再次"，"再次"慢慢就会变成"多次"，最终导致血液中脂肪明显增多，造成多种循环系统疾病。很多人管不住嘴，靠降脂药祛脂。电视上曾有参加某些大型活动的稍肥胖患者在众多的电视观众面前说出了"再吃一次就减肥"的话，这些话虽然可笑，但如此说者绝非少数。

食物经过煎炸、烧烤后香味增加，明知街边"烤串"蛋白质和脂肪变性，可增加致癌率，但食用者还会排出长队。咖啡这种西方的饮料，不但所含的咖啡因对

49

神经系统有明显不良反应（最大的不良反应是排出人体需要的多种微量元素），而且可加速钙的排出。可乐是另一类排钙的饮品。长期饮用可乐使人体内的钙大量流失，使发生骨折的几率大大增加。

（三）不良大"一"可造成严重伤害

大"一"造成的伤害屡见不鲜，一餐致命者多有其人。一般人都知道暴饮暴食可导致比较严重的后果，严重饥饿后一次暴食被撑死的人在自然灾害时期有很多，世界上每年都有许多例暴饮烈性酒伤命者出现。

暴风摧折了大树主干，虽然大树又能从边上发出新芽，长出新枝，但却错过了正常的生长时期。人也一样，有时大"一"虽然没有危及生命，但对生命力的危害却严重而久远。

暴食导致重病危病者更多，本人即为一次暴食的受害者。2013年6月的一个晚上，本人在朋友聚会时酒饮得不多，只是肉多食了一些，虽然食后还步行约2000米，但凌晨两点多出现了严重的腹痛；到医院急诊服用止痛药后只能稍稍缓解，检查发现谷丙转氨酶、谷草转氨酶分别达400U/L和600U/L以上，B超检查诊断为胆总管结石。虽然后来经过治疗脱离了危险并慢慢恢复了，但这一次的经历使我终生难以忘记。

有关情绪影响，文中提及了"哀"和"怒"。各种情志中小"一"的累积都能导致轻重不同的疾病。人

"一"一次也可产生严重的伤害，**"曾子衔哀，七日不饥"** 还不致影响生命，有的大"一"则可导致一次丧命。《三国演义》里诸葛亮气死周瑜就是三次大"一"的结果。《三国演义》里另一次典型事例是诸葛亮阵前怒骂王朗，王朗气愤羞愧交加，坠马而死。人的情绪发生巨大波动常常会形成对生命的致命一击，男性相比女性而言，承受能力较强。宋朝时陆游虽然一生经历挫折很多，但由于其承受能力较强，80多岁高寿而终，而他的前妻唐婉则因郁郁寡欢而英年早逝。

（四）多积良性之"一"既有益于社会，也可使
　　　 身体受益

对身体有益的大"一"不经常有，小"一"则随处可见。善有善报，积善必受益。做善事是高尚的活动。积善即积德，积善对社会、个人都有大益。"只要人人都献出一点爱，世界将变成美好的人间"，这是人民大众的心声，也是充满正能量的强音。"送人玫瑰，手留余香"，具善心者心里永远考虑着别人，想着为别人排忧解难，心态经常处于平衡状态，体内的阴阳也经常处于平衡状态，正合于"阴平阳秘"的健康法则。

积善的人都要付出具体的行动，在良好心态下不管是心劳还是体劳对身体都能起到锻炼作用，若能坚持下去，则阴阳协调，健康而少病，这即是《礼记》中"德润身"的真正含义。"日行一善即日积一利"，日积月

累，再积年以延，则受益无穷，故有"日行一善，月进斗金"（斗金包括健康）之说。

《周易·坤·文言》："积善之家，必有余庆；积不善之家，必有余殃。"（积累善行的人家，必然会有更多的吉庆；积恶行坏德的人家，必会出现更多的祸殃。）积善的人积累财富为社会大众造福，积累知识是为人民大众服务，积累健康身体以具备更多为社会大众服务的本钱，这些均有利于善行善念的推广。

（五）锻炼身体因地制宜，积小"一"成大"一"

日日积善的"一"涉及内容较多，有些间接地起到益身心的作用，锻炼身体从"一"开始则能直接增强体质。勤劳智慧的中国人民在长期的生命实践中创造了多种养生延寿的体育锻炼方法，如气功、五禽戏、八段锦、易筋经、太极拳等，这些锻炼方法对增强人的体质，减少疾病发生，延长锻炼者的寿命起到了重要作用。有些锻炼方法需要一定的技巧，需要一定时间学习。走路是最简单的锻炼方法，在很多场合（室内、坐火车）都可运用，特别是对中老人关节僵硬或肢体有其他疾病者尤为适宜。有人说："要问健康如何保，每天步行 8000 米。"

除以上方法外，锻炼的"一"，还可利用多种地点、因地制宜地采取各种锻炼形式，如某些长寿老人利用刚睡醒的时间理头发，双手掌鸣耳朵，揉肢体关节、眼

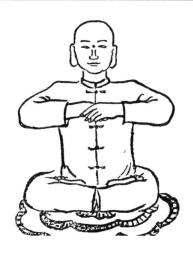

练功图

睛、耳朵，提肛，叩齿，在如厕排便时也可做叩齿动作，即使坐在轮椅上的患者也可做出多种多样的活动。

汽车、出租汽车司机开车时可以做提肛、叩齿活动，以防止痔疮及牙齿松动、脱落和牙周疾病；在每次停车等客人上车时可以做转腰、扭体、转脖子、拍打肢体关节活动或做广播操或做自编的健身操活动。公众候车时也可以做以上活动。

本人有一次在首都机场 3 号航站楼送客人时需等待 1 小时，利用此时间转腰、转脖子各 200 次，做八段锦八节每节各 8 次，杨氏太极 24 式 1 遍，引得过往旅客驻足观看。这种正常人都该做的活动，在候车室、候机楼、公交车站等公众场合反而显得有些异常。实际对健康养生而言，最清醒的是那些异乎寻常的人，愿每个人都做这样的"异乎常人"的"怪人"，"怪人"多起来时，整个社会大众的健康状况才会进一步得到改善。

随着社会的进步，机械工具的使用使得人们的体力劳动大幅度减少，因此锻炼显得尤为必要。大部分人还没有意识到，在体力劳动减少的同时，人们的某些器官的活动比之前却明显增加甚至成倍地增加了。五官七窍的活动量都在增加。寿命的延长，摄入肌体内毒害物的增多，使得排泄器官活动量也在增加。因为可视内容的增多（报纸、书籍、电视、电脑、手机等），眼睛成了劳动量增加最多的器官，眼保健操是缓解眼睛疲劳的有效方法。这种简单有效的方法，不少人却认为没有用，其中包括很多眼科医生。这些是最典型的**"不识一溉之益"**者。

二、对20个减寿生活方式或行为的理论解析

美国的科学家通过研究各种对人体有益的举止和对身体不利的行为后，根据医学方面的临床经验，总结出（男性以 86 岁为基数，女性以 89 岁为基数）一系列影响身体健康的方式或行为以及导致寿命减少因素，现分析如下。

（1）婚姻生活会让男性的寿命延长 3 年，对女性则没有影响。实际婚姻生活对男女均有影响，和尚、尼姑受此因素影响较小。

（2）过大的压力会使寿命缩短 3 年。压力过大会减少人的寿命，一般减寿超过 3 年，严重者甚至会引起早逝。但人的生活节奏应弛张有度，有时候适度压力可使人奋进，精神状态提高，这反而有利于健康。

（3）与亲人长期分离寿命减少 0.5 年。此说也有两面性，亲情是健康的润滑剂，常与亲人相聚，一般有利健康，但有些长期与亲人在一起又无法分开者，矛盾重重，反而不利于健康。

（4）每天睡眠时间少于 6 小时，休息不好，寿命减少 1 年。睡眠不良是影响健康的重要因素，如果长期睡眠不良者，寿命减少多会超过 1 年以上。

（5）超负荷工作，过量劳作，寿命减少 1 年。超负荷工作在科技界甚多，数学家张广厚就是主要代表人物。超负荷工作时，劳动者的正常工作规律和生活规律遭到破坏，体内疲劳蓄积并向过劳状态转移，使血压升高，各种器官功能严重衰退，甚至致命。过劳死尤其是青壮年过劳死现在已成为人们关注的焦点，寿命减少一般超 1 年。

（6）认为自己可能病了，或觉得自己老了，寿命减少 1 年。达观心理健康，是人们健康长寿的基础，悲观的情绪是减少寿命促进早衰的重要因素之一，过度悲观者寿命减少 1 年以上。

（7）每天抽 10 根烟，寿命减少 5 年，每天抽 40 根烟，寿命减少 15 年。抽烟有害健康，家喻户晓，人人皆知。

（8）每天饮茶一杯，寿命延长 0.5 年；每天饮用含咖啡因的饮品，寿命约减少 0.5 年。茶和咖啡中均含有咖啡因，茶叶中的营养成分较多，对健康有一定的作用。咖啡则不良反应较多，饮用咖啡尤其是饮用咖啡成瘾者减寿会超过 0.5 年。

（9）每天饮用啤酒超过 3 杯或含酒精的饮品超过 3 杯或白酒 4 小杯，寿命约减少 7 年。不过，按每 3 杯酒一两计算，耐酒者属合理用量，并不会减寿，3 杯啤酒量更属一般量。酗酒者明显减少寿命，可达 7 年以上。

（10）不刷牙，卫生习惯不好，寿命减少 1 年，但如果其他锻炼活动较多者减寿不太明显。

（11）不采取任何防晒措施频繁晒日光浴，寿命减少 1 年。日光浴指按照一定的方法使日光照射在人体上，引起一系列生理、生化反应的锻炼方法。日光中有肉眼看不见的红外线和紫外线及可见光线。紫外线能将皮肤中的脱氢胆固醇变成维生素 D，改善人体内的钙、磷代谢，防治佝偻病和骨软化病，促进骨折复位后的愈合及防止牙齿松动等。红外线能透过表皮达到深部组织，使照射部位组织温度升高，血管扩张，血流加快，血液循环改善。

（12）身体过于肥胖，寿命约减少 5 年。肥胖非营养过剩者如果保持健康的心态，作息正常，又有良好的饮食、锻炼习惯，并不减少寿命。形体虚肥，大腹便便，严重超重者才会明显减少寿命。

（13）每天食用未完全煮熟的肉，寿命约减少3年。这在中国发生的很少，如果注意卫生，偶尔食用经过处理未含微生物的生鱼片对健康寿命影响可忽略不计。

（14）经常食用垃圾食品，寿命减少2年。偶尔食用含反式脂肪酸等的垃圾食品对健康寿命有影响，经常食用则明显减少寿命达2年或以上。

（15）喜食不健康、无营养的快餐，寿命减少1年。喜食即会偏食，偏食会导致体内营养失调，日久会一定程度地影响寿命。

（16）每天不止一次吃甜食，寿命约减少1年。如果早、中餐都食用甜食，又未患消化系统疾病者，影响寿命不明显。晚餐食用甜食，特别是中老年人食用甜食则会影响健康，减少寿命。

（17）长期不活动，寿命减少1年。每天锻炼至少30分钟，寿命增加5年。锻炼身体可增进健康、延长寿命是人人皆知的真理，但延长期限则要视具体情况而定。

（18）不能保证至少每两天1次大便，寿命减少0.5年。排出大便是代谢废物的一个重要途径，正常人的排便差异很大，一般情况下大便一天至少排出1次。金代张子和《儒门事亲》说："胃为水谷之海，日受其新以易其陈，一日一便，乃常度也。"有的人两三天1次大便，只要无排便困难及其他不适均属正常，不会对寿命产生影响。

（19）定期做身体检查，避免癌症，寿命增加1年。定期检查身体，发现疾病尽早治疗，是保障生命的一种有效方法。不定期检查身体，疾病延误治疗则会明显影响健康、寿命。

（20）血压稍偏高，寿命约减少1年；血压长期高于正常值，寿命减少5年；血压非常高，寿命减少15年；体内胆固醇高，寿命约减少2年。各种类型的高血压、高血脂均会明显减少寿命。

以上20项中，除饮酒量外，大部分都应注意。减除每项，少了每个"一"，寿命均会不同程度增加。关爱生命的人应将这些项逐一减除，尽可能清零，以延长寿命。

三、形神相亲是养生的关键

（一）形神是生命中的统一体

形与神和谐统一是生命存在与延续的根本，即文中说的"**形恃神以立，神须形以存**""**形神相亲，表里俱济**"。形与神合则为一，分则为二。形与神，神为主导，形为受神役使者。形属阴，为有形之体有象可见。形乃神之宅，无形神无所依。神为阳，为无形之气。从形的表现可察神气的盛衰，无神、少神则形无主，如国家无君，家无主事之人，人同行尸走肉一样。

（二）信念、意志是神的核心

信念和意志为与形相对的一种神。信念指人们对基本需要与愿望坚定不移的思想意识，人们在行为中对相应目标事物所具有的坚定的评价和行为倾向，内在表现如对世界观、人生观、历史观、学术观等的信仰。意志是人自觉地确定目的，并克服困难，以实现目的的心理过程。

神能支撑体魄，有了信念生命才具有活力，才会产生坚强意志。"士可杀不可辱""贫贱不能移，威武不能屈"，皆为有"信念"的支撑，"三军可夺帅也，匹夫不可夺志也"，此"志"即神。司马迁受宫刑后"见狱吏则头抢地，视徒隶则心惕息"。（看见狱吏便叩头触地，看见牢卒就恐惧得呼吸急促。）"所以隐忍苟活，幽于粪土之中而不辞者，恨私心有所不尽，鄙陋没世，而文采不表于后也。"（我之所以忍受着屈辱苟且活下来，陷在污浊的监狱之中却不肯死的原因，是遗憾我内心的志愿有未达到的，平平庸庸地死了，文章就不能在后世显露。）缺乏坚定的信念、意志使得有着"美利坚民族的精神丰碑""文坛硬汉"之称的海明威，虽然金钱、名誉、地位均富有，但形与神不能相亲，在61岁时选择了自杀以终结生命。

59

历史上樊於期献出自己的头颅助荆轲刺秦王，高渐离击筑刺秦王，要离刺庆忌……皆为信念的作用。

（三）神躁则形躁狂，神安则形静附

神可赋予人超常的能力，人们常称勇武过人的勇士有"神力"或天生神力。神躁而不安，则失去约束，轻则形体躁动不安，重则登高而歌，平地飞跑，此即人们常说的狂证。形也扰神，各种类型的感冒都会影响交感或副交感神经，从而影响睡眠。充足的睡眠是增强人体免疫力、治疗感冒疾病的好方法，是感冒患者的良药，有经验的医生在治疗感冒时常加入安神助眠药辅助治疗。炎热夏季，肢体受热也会扰神不能入眠，除了降热外还要宁心，俗语还有"心静自然凉"之说。躁动的神须安定，神安则躁动的形体会随之而安附。

（四）养生须先养神

如何保养神与形呢？文中提出："保神"靠修性，"全身（形）"赖安心。具体做法是"爱憎不栖于情，忧喜不留于意，泊然无感"而达到"形神相亲""体气和平"的目的。要达此目的，必须从"一"做起，即使出现一次形神不相亲的现象也要在"一"初现时采取措施宁神，使形神相亲。安神即安身，安身才能立命，立命才能长久，最终达到延年益寿目的。

四、"泊然无感"重在"放"和"忘"

"泊"，原意是停船靠岸，引申为安静。"无感"是安静的程度。要达到这种境界，重在"放"和"忘"。

（一）"放"是放得下

"放"是放得下，要做到**"泊然无感"**。第一要放得下，陶渊明是放得下的代表人物。"结庐在人境，而无车马喧。问君何能尔？心远地自偏。采菊东篱下，悠然见南山。山气日夕佳，飞鸟相与还。"（居住在人世间，却听不到车马的喧嚣。问我为什么能这样，心离尘世远了，自然感觉居住地方偏僻了。在东篱下采摘菊花，偶然能见远处的南山。山中的气息与傍晚的景色十分美好，有飞鸟结着伴儿归来。）这描述了他隐居的具体生活情况。放弃功名利禄、优越的生活条件是有益于健康养生的一种重要方法。

（二）"忘"是选择性遗忘

"忘"是要学会遗忘，遗忘是对痛苦的解脱，对疲惫的宽慰，对自我的一种升华。"如烟往事俱忘却，心底无私天地宽"，生活中如果把成败得失、恩恩怨怨、是是非非都牢记在心中，让烦恼萦绕于脑际，在心中烙下永不褪色的印记，就如同背上了沉重的包袱。如果学会遗忘，把不该记忆的东西统统忘掉，就会感受到愉快和轻松，如此便可使得身体相应地获得了健康。

危难人人都不希望发生，但随时都会不期而至，"天有不测风云，人有旦夕祸福"。"放"和"忘"有一定的时限和环境，身处逆境、困境时对不利因素可

"放"和"忘",但对坚强的信念却不能"放"和"忘"。一位内蒙古患者的母亲身材矮小,却有一颗强大的心。她难产生下了女儿,女儿长大后发现一眼患有恶性肿瘤,在即将摘除眼珠时她写道"人家骑马我骑驴,后面还有拉车哩"。十多年过去了,这对母女的形象还时常映现在脑海中,使得笔者不能放下、忘记。"放"和"忘"有一定准则,怨仇有时可忘,恩德不可忘;家仇可忘,国恨不可忘;利益可放,原则不能放……淡泊不能失去立场。

五、服食法对养生的作用

(一)服食法是特定时代的产物

呼吸吐纳法是养生者常用且十分有效的方法。服食法能否起到养生作用,值得认真探讨。魏晋南北朝至唐,服食矿物成风,特别是在士大夫间更为盛行。服食者认为,石燕、钟乳等矿石类长处深山古岩或石洞以内,受天地灵气,秉日月精华,人若坚持服食必有益处,甚至可以成仙得道,升入天界。柳宗元是士大夫的代表。他在《与崔连州论石钟乳书》中力荐崔连州服食石钟乳,还告诉他的朋友,服食劣等的石钟乳可出现神志模糊、心中烦闷、四肢抽搐、身体发热等不良反应,而服食上品就不会有不良反应,还告诉朋友区分优劣的方法。

不但服食矿物成风,更有甚者,对化石类、天然钟乳类进行提炼，认为经提炼石类补益作用更强。这些大都是当时知名的医家，代表人物如葛洪、陶弘景，还有被后人誉为"药王"的孙思邈。

（二）服食应注意"量"和"度"

后世人们多认为服食矿物虽然有壮阳、轻身的作用，但易化热化火，使形体消瘦、不思饮食，毒害无穷。任何食物和药物都有利害的双重性，关键是"度"和"量"的控制。识"货"重"度"是人们必须要注意的问题，入口之品更应注意，即使人们常说的无毒、无害之物，过度过量也会造成危害。

（三）服食法的新作用

某些钟乳石和化石类的主要成分是碳酸钙。缺钙已是现代社会的普遍现象，特别是经济发展、生活改善后，加服钙已是人们茶余饭后谈论的热门话题。服食钙片的人们是否知道，您所服用的钙片的主要成分无非是碳酸钙或乳酸钙等，甚至有的人美其名曰活性钙。然而对于胃功能低下者，什么活性物质都失去了活性。在消化功能无损情况下，用无污染的钟乳石等泡酒、泡水，将化石类研粉冲服，不失为可行的补钙方法。矿泉水的流行正是人们服食理论的发展和创新。当然最近有论点认为矿泉水用塑料瓶装，受热后与瓶体的化学物质起化学反应会形成致癌物质，这又当别论。

贝壳也是良好的钙源，但近年来大海已受到严重污染，其也一定会受殃及。然而久居深山中的石类、化石类污染相对少些。服食养生法有一定的作用，作者认为这只是一种辅助方法。现代生活中，含汞的有害炼丹法已被人们放弃，饮用矿泉水已在广大民众中普及应用。食用含矿物质多的食品，如含锰高的山果类、富硒茶类等，也是服食法的发展。

第四部分　养生不能墨守成规，应不断求良性之变

【原文】

夫田种[1]者，一亩十斛[2]，谓之良田，此天下之通称也。不知区种[3]可百余斛。田种一也，至于树[4]养不同，则功收相悬。谓商无十倍之价，农无百斛之望，此守常而不变者也。

【名词解析】

（1）田种：土地翻耕后，散播漫种。这种种植方法不利于浇灌、锄草管理，故收成很低。

（2）斛：古时的容量单位，一斛为十斗。

（3）区种：分区种植法，土地精耕细作后，再分成不同小块状的畦田，小块地四周围以土埂，按严格标准距离分行种植，并分畦进行施肥浇灌。这种方法较田种法增加数倍甚至十倍收成。

（4）树：名词活用作动词，植树。

【白话译文】

采用不加管理的田种法，一亩地能生产十斛粮食，

65

就是人们说的良田，这是天下的普遍说法。可是人们不了解，采用精细管理的区种法可以使一亩地生产一百多斛粮食。土地和种子一样，而种植管理的方法不同，收获的粮食就会相差很大。认为商人没有获得十倍的利润，农民没有一亩收获百斛粮食的希望，这些都是墨守成规而不知变化的看法。

【评析】

一、养生不能守常不变

（一）变是养生取得突破性效果的主要因素

本段介绍了两种不同的种田方法，通过改良耕作可使一亩地产增加十倍。如果养生者持以"**守常而不变**"的观念，认为"**商无十倍之价，农无百斛之望**"，不能预见养生的良好结果，对养生失去信心，则难以达到预想的效果。本段田种法举例结合第二段强调神仙"**其有必矣**"，进一步提示养生者必须有坚定的信念，不能"**守常**"，只要坚持下去，得其要领，便能将"**不变**"变为大变，获得比常人延年数倍的长生效果。

（二）人的寿命随时代发展延长是变化的结果

从某种意义上说，人类的平均寿命长短是社会文明程度的重要标志。在生产力极度低下的青铜器时期，人的平均寿命只有 18 岁左右。随着生产的发展和科技进步，人的平均寿命逐渐增高。

中华人民共和国成立前中国人的平均寿命只有 35 岁。中华人民共和国成立后，随着人民生活水平的提高和医疗卫生保健条件的改善，人口平均寿命延长将近 1 倍，1985 年人们平均寿命的已提高到 68.92 岁，世界卫生组织 2015 年版《世界卫生统计》报告指出，从总体上看，全世界人口的寿命都较以往有所增加。中国在此报告中的人口平均寿命为：男性 74 岁，女性 77 岁。

如果与青铜器时代相比，2015 年人的平均寿命已经增加近 4 倍；善于养生，能达到百岁者，平均寿命已增加 5 倍以上；长寿者可达 6~8 倍或以上。

二、一位不"守常"者的提示

（一）重度脂肪肝者为给儿子献肝暴走 7 个月，重度脂肪肝消失

努力改善健康状况、使身体恢复健康者不乏其例。据报道，湖北省武汉市一位平凡的母亲陈玉蓉，为了解救她年仅 31 岁，患有先天性肝豆状核病变，生命垂危的儿子叶海斌的生命，决定割下自己的肝脏以换下儿子的病肝。但当时的陈玉蓉已经 55 岁，按年龄界限划分已进入老年，还患有重度脂肪肝而不适合做移植手术。但这位母亲却以坚忍不拔的毅力，每天暴走 10 千米，坚持了 7 个多月。最终她的体重由 68 千克减至 60 千克，脂肪肝也奇迹般地消失了，达到了捐助肝脏的标准。

2009 年 11 月 3 日，在武汉同济医院，陈玉蓉成功将自己的肝脏捐给了儿子，给了儿子第二次生命。这一伟大的举动使陈玉蓉在 2010 年 2 月 10 日当选"感动中国"十大人物之一。

（二）锻炼贵在有恒，有恒则会产生大的良变

以上这一鲜活的实例真切地告诉人们，只要有决心，坚持锻炼，就能达到一般人认为不可能的效果。如果按"**守常**"之说，重度脂肪肝 7 个月恢复至能捐献肝脏的标准的困难是难以衡量的。但亲情的力量成了她无形的动力，这种爱促成她健康状况的巨变。

脂肪肝是肝细胞内脂肪堆积过多所致的病变。脂肪肝正严重威胁着人们的健康，成为仅次于病毒性肝炎的第二大类肝病，是隐蔽性肝硬化的常见原因。随着生活水平的提高，患脂肪肝的人逐年增多，大部分通过努力锻炼加之饮食调理可以改善并向愈，无须像这位母亲那样为救子急切求效。循序渐进的锻炼会取得更为稳定的效果。肥胖是生活水平提高后的另一类最常见疾病，锻炼、调节饮食是最有效的减肥方法。爱美是女人的天性，坚持锻炼既能减肥显示美丽的身材，又能增进健康、延长寿命，故人们提出了"只有懒女人，没有丑女人"的口号。这些充分说明人的健康寿命均掌握在自己手中，不"**守常**"才能获得巨大变化，达到增进健康延寿的目的。

第五部分　养生要注意多种物质对身体作用的差异

【原文】

且豆令人重，榆令人瞑，合欢蠲⁽¹⁾忿，萱草忘忧，愚智所共知也。薰辛⁽²⁾害目，豚鱼⁽³⁾不养，常世所识也。虱处头而黑，麝食柏而香⁽⁴⁾；颈处险而瘿，齿居晋而黄。

推此而言，凡所食之气⁽⁵⁾，蒸性染身⁽⁶⁾，莫不相应。岂惟蒸之使重而无使轻，害之使暗而无使明，薰之使黄而无使坚，芬之使香而无使延⁽⁷⁾哉？

【名词解析】

（1）蠲：音 juān，除去，免除。

（2）薰辛：辛辣气味浓烈的蔬菜的统称。

（3）豚鱼：河豚，肉质鲜美，有剧毒。

（4）麝食柏而香：雄麝食用柏叶后将柏叶中的香气成分聚集产生麝香。雄麝如同麝香的化学加工厂。雄麝的肚脐和生殖孔之间，有一个麝香腺，发情季节便淌出一种分泌物——麝香。雄麝一般 2 岁开始分泌麝香，10 岁左右为最佳分泌期。五六月分泌的，叫"初香"，九月以后分泌出的呈颗粒状者便是成熟的麝香，药效最好。每只雄麝可分泌 50g 左右。以往采集麝香，多是猎捕宰杀，现代大都改为野麝驯化、人工取香的方法。

（5）气：通饩（xì），其意有三：第一是古代祭祀或馈赠用的活牲畜；第二是要赠送给人的粮食或饲料；第三是赠送食物。本文泛指食物。

（6）蒸性染身：对人的性情和身体产生影响。

（7）延：通膻（shān），或作膻，腥臭之味。

【白话译文】

常吃大豆的人会感觉身体沉重，过量使用榆皮和榆叶就会昏昏欲睡，合欢能让人消除郁忿，萱草能使人忘记忧愁，这是一般人都了解的基本常识。过量食用大蒜会伤害眼睛，河豚有毒不能食用以补养身体，这也是一般人都懂得的道理。身上的虱子寄生到头上就会逐渐变黑，雄麝吃了柏叶就能生出麝香，生活在山区的人由于水土不好颈部常会生出瘿病，生活在晋地的人由于水土的原因牙齿就会变黄。从这些情况推论，凡是进食的东西，在熏陶性情、浸染身体方面，无不产生相应的作用。难道只有吃了大豆使身体沉重，就没有什么东西使之轻健？大蒜伤害眼睛，使之昏暗，就没有什么使之明亮？水土熏染牙齿使之变黄生病，就没有什么使之洁白坚固？柏叶的香气袭人，雄麝使之生成麝香，就没有什么使之生成臭物吗？

【评析】

一、几种食物或药物的不同作用

（一）大豆的主要作用及"令人重"的副作用

大豆又名黄豆、黄大豆、青仁乌豆、泥豆、马料豆，品种有冬豆、秋豆、四季豆，为豆科植物大豆的种子。大豆一般都指其种子而言，根据种皮颜色和粒形分为黄豆、青豆、黑豆等几种类型。大豆最常用来做各种豆制品、榨取豆油、酿造酱油和提取蛋白质。豆渣或磨成粗粉的大豆也常用于禽畜饲料。

黄豆也常作为药用，但药用价值不如黑豆，故入药多用黑豆。黑豆又叫作乌豆，可以入药，也可以充饥，还可以做成豆豉。黄豆可以做成豆腐，也可以榨油或做成黄豆酱。其他颜色的大豆都可以炒熟食用。

黄豆主要含有蛋白质、碳水化合物、脂肪、钙、磷、铁、粗纤维素、烟酸、胡萝卜素、硫胺素、核黄素、抗坏血酸、维生素 E 等营养成分。

因为其含有丰富的营养，故有"豆中之王""营养之花"的美称；尤其因含有大量的蛋白质，而且这些蛋白质在质和量上都可与动物蛋白媲美，所以又有"植物肉""绿色牛乳"之誉。

中医学认为，黄豆性平，味甘，具有健脾益胃、润燥消水的功效，梁代《名医别录》说黄豆可以"逐水胀，除胃中热痹，伤中淋露，下瘀血，散五脏结积内寒"等。明代李时珍说它有"治肾病，利水下气，治诸风热，活血，解诸毒"的功用。食用黄豆可治疗疳积泻痢、腹胀羸瘦、中毒、疮痛肿毒、外伤出血等疾病。

用黄豆制成的豆腐、豆浆、豆腐渣、腐浆锅巴等，除食用外，还可作药用。豆腐味甘、咸，性平，有宽中益气、清热散血、消胀利水的功用，适用于痰火吼喘等症。

现代研究表明，大豆主要有以下几种作用。

（1）降低胆固醇的作用

黄豆有较好的降低胆固醇的作用，意大利的医生让胆固醇高的患者食用以动物性蛋白为主、低脂肪标准的食物，让另一些人食用以黄豆为主要来源的植物性蛋白食物，3个星期后互换食谱。结果：食用黄豆的人降低了约20%的血清胆固醇浓度。但停止黄豆饮食后，其胆固醇浓度又上升。实验证明，食用黄豆比调整饮食中蛋白质和脂肪成分的效果要好。此提示黄豆蛋白质对胆固醇有特殊作用。据报道，各种植物油中，以豆油的营养价值为最高，降低胆固醇的作用最佳。

（2）对骨质的影响

大豆中含有丰富的钙元素，还含有一定的磷元素，对预防小儿佝偻病、老年人易患的骨质疏松症以及神经衰弱者和体虚者十分相宜。大豆中所含的植物雌激素，可以调节更年期妇女体内的激素水平，防止骨骼中钙的流失，故能够缓解更年期综合征、骨质疏松症。

动物实验证实，大豆蛋白质可增加骨质形成。对人体受试者的报道也表明，大豆蛋白质在短期内有增加骨密度的作用。

（3）抗癌作用

大豆中所含的异黄酮成分能抑制体内一种刺激肿瘤生长的酶，阻止肿瘤的生长。大豆异黄酮对乳腺癌、前列腺癌、结肠癌及其他一些癌症的发生、发展具有显著的防治效果。

此外，通过比较研究发现，居民摄入豆制品及异黄酮的水平愈高，癌症发病率就愈低。大豆对绝经前妇女乳腺癌的预防作用最为显著。

（4）对妇科疾病的作用

研究发现，绝经期妇女的潮热和阴道炎症起因于卵巢功能衰退，因此利用大豆进行激素替代治疗，补充体内植物雌激素水平，可促进阴道细胞增生，预防妇女卵巢功能衰退。

（5）其他作用

大豆中含有丰富的铁元素，且其容易被人体吸收，对生长发育的儿童及缺铁性贫血病人十分有益。

大豆磷脂中含有85%～90%磷脂酰胆碱以及磷脂酰乙醇胺、磷脂酰糖苷等成分，对人体器官有较好的保健效应。最近的研究表明，人体的各组织器官均需要补充大量磷脂。大豆磷脂可补充这些组织需要的磷脂，增强组织功能，降低胆固醇，改善脂质代谢，预防和治疗脑动脉、冠状动脉硬化。此外，它还有助于肝脏健康，对肝炎、脂肪肝有一定的治疗作用。

大豆磷脂还能促进食物中脂溶性维生素的吸收，防止体质及各组织器官酸化。大豆中含有一种抑胰酶，对糖尿病有一定的预防和治疗效果。大豆所含的皂苷成分有明显的降血脂作用，可抑制体重增加，减少血清、肝中脂质含量和脂肪含量。

大豆中所含的皂苷对阿奇霉素所致血清谷丙转氨酶、谷草转氨酶的升高有显著对抗作用，对阿霉素所致小鼠死亡也有显著保护作用。大豆中含有一定量的可溶性纤维，可通导大便。

食用大豆的不良反应也应当注意：**"令人重"**是最常见的现象。如果吃整粒的大豆，特别是吃炒的大豆，其蛋白质消化率甚差，只有50%左右。因为大豆蛋白质被包在厚厚的植物细胞壁里，牙齿咀嚼不能充分粉碎细胞壁，所以肠消化液难以完全接触蛋白质去消化它。吃煮的整粒大豆时便很难消化，常有"完谷不化"现象。炒的大豆消化更难，还容易导致腹泻。据测定，大豆炒着吃，其蛋白质消化率仅达50%；整粒煮熟吃，蛋白质消化率为65.5%；而做成豆腐食用，其蛋白质消化率可达92%~96%。因此，食用大豆（黄豆），最好加工成豆腐、豆浆、腐竹、素鸡、豆豉等豆制品后再吃。

炒豆消化十分困难，小儿脾胃虚弱，不宜吃，《食疗本草》载："小儿不得与炒豆食之。"小儿食后容易出现比较惨痛的后果，"若食了，忽食猪肉，必壅气致死，十有八九"。

治疗食积腹胀，宜消食除胀，不宜壅气补益。《本草求真》说大豆"熟而气不泄""甘壅而滞"，故食后可使食积腹胀更为严重。

（二）榆的功效、成分及"令人瞑"作用分析

榆树可食部分主要是榆钱。榆钱是榆树的种子，也叫榆荚，又名榆实、榆子、榆仁、榆荚仁。榆钱色绿、片状，中间鼓出来，边缘处较薄，呈扁圆形，一分钱大小，因为酷似古代麻钱儿，故名榆钱儿。榆钱脆甜绵软，清香爽口，又因与"余钱"谐音，寓意吉祥富足，故深受群众喜爱。

嫩榆仁可做羹食，榆仁、面粉等制成的榆仁酱，历史悠久。榆白皮捣作粉末，可用以充饥。榆树叶曝干为

末，可拌菜食用。

据研究报道，每 100 克榆钱果实含水分 81 克，蛋白质 3.9 克，脂肪 1.1 克，碳水化合物 8.5 克，粗纤维 1.4 克，灰分 3.4 克，钙 281 毫克，磷 101 毫克，铁 21 毫克，胡萝卜素 0.74 毫克，硫胺素 0.05 毫克，核黄素 0.1 毫克，烟酸 1.5 毫克，抗坏血酸 9 毫克。榆钱的含铁量十分丰富，是菠菜的 7 倍，是西红柿的 50 倍。

中医学认为，榆荚性平，味甘、微辛；入肺、脾、心经；具有健脾安神、清心降火、止咳化痰、清热利水、杀虫消肿的功效；主要用于失眠、食欲不振、妇女白带增多、小便不利、水肿、小儿疳热羸瘦、便秘、烫火伤、疮癣等病证的治疗。

从现代研究分析，榆荚有以下几种作用。

（1）榆钱果实中含有烟酸、抗坏血酸等酸性物质，以及大量的无机盐，这些物质有助于促进消化液的分泌，可治疗食欲不振。

（2）榆钱果实中含有大量水分、烟酸、抗坏血酸及无机盐等，其中钙、磷含量较丰富，这些物质有助于调节体内的酸碱平衡，具有安神和治疗神经衰弱、失眠的作用。烟酸可促使胃中酸性液体增加。

（3）榆钱果实中的种子油有杀虫成分，可杀多种人体寄生虫。其所含多糖能利小便，并可通过利小便而消肿。

（4）榆钱所含的种子油成分还有润肺止咳化痰作

用，可用于治疗咳嗽痰稠之病症。

另外，榆树可食的部分还有榆树皮和叶。榆树皮和榆叶只有在灾荒年偶尔可充粮食用，其他年份很少有人食用。几种可食部分作用大致相同，均有一定的健脾安神作用。

（三）合欢作用及"蠲忿"主效分析

合欢为落叶乔木，原产于美洲南部，在我国主要分布于华东、华南、西南以及辽宁、河北、河南、陕西等省。

相传虞舜南巡仓梧而死，虞舜帝的妃子娥皇、女英寻遍虞舜南巡的仓梧湘江，终未寻见。二妃终日恸哭，泪尽眼中滴血，血尽而死，遂化为神。后来人们发现娥皇、女英的精灵与虞舜的精灵"合二为一"，变成了合欢树。合欢树的树叶，昼开夜合。从此人们常以合欢表示忠贞不渝的爱情。因合欢能给人带来欢乐，又称之为欢乐树。

合欢皮即合欢树的树皮，含皂苷、鞣质等。从合欢荚果果皮中提取出的合欢苷，在水解后生成刺囊酸及葡萄糖、木糖、阿拉伯糖、果糖和鼠李糖。由山合欢木质中离析得山合欢皂苷 E，山合欢皂苷 E 由金合欢酸及葡萄糖、阿拉伯糖、木糖和鼠李糖组成。

中医学认为，合欢皮性平，味甘，有解郁、和血、宁心、消痈肿之功，主要用于治疗心神不安、忧郁、失眠、肺痈、痈肿、瘰疬、筋骨折伤等症。

合欢花为合欢树开的花，合欢花含有合欢苷、鞣质等成分。

中医学认为，合欢花性平，味甘，归心、肝经，具有解郁安神、理气开胃、活络止痛等作用，主要用于治疗心神不安、忧郁失眠、郁结胸闷、失眠健忘、风火眼疾、视物不清、咽痛、痈肿、跌打损伤疼痛等症。

合欢皮、花和叶均有解郁结作用，是治疗神经衰弱、抑郁症的佳品，故《中华古今注》载："欲蠲人愤，赠之以青裳。青裳，合欢也。"

(四) 萱草"忘忧"作用分析

萱草又名金针、黄花菜、忘忧草、宜男草、谖草、宜男花、安神菜、疗愁、鹿箭等，属多年生宿根草本植物，食用时多被称为"金针"。

萱草在中国有几千年的栽培历史，萱草异名谖草，谖即忘之意。最早文字记载见于《诗经·卫风·伯兮》："焉得谖草，言树之背。"（我到哪里能得到一支萱草，种植在母亲的堂前，让母亲乐而忘忧呢?）"背"通北，北指北堂，为母亲居住之处，后萱草代表母亲。古时候游子要远行时，便在北堂前种上萱草，希望减轻母亲对孩子的思念，忘却烦忧。故母亲居住的屋子也称作萱堂，萱草也成了母亲的代称，成了中国的母亲花。

中医学认为萱草有健胃、通乳、补血作用，哺乳期妇女乳汁分泌不足者食用，可起到通乳下奶的作用；萱草的根有利尿、消肿的功效，可用于治疗浮肿、尿血、小便不利、月经不调、衄血、便血；萱草的叶有安神作用，能治疗神经衰弱、心烦不眠、体虚浮肿等症。

现代研究发现，萱草含有丰富的卵磷脂，具有较好的健脑、抗衰老功效。卵磷脂是机体中大脑细胞的组成成分，对增强和改善大脑功能有重要作用。卵磷脂能清除动脉内的沉积物，对改善脑动脉阻塞等有特殊的疗效，并可预防注意力不集中、记忆力减退。萱草不但能忘忧，还能增强记忆，故人们称之为"健脑菜"。

（五）薰辛基本作用及"害目"不良反应分析

薰辛指有特殊辛辣味的蔬菜，诸辛辣食物中，有害目作用的食物首推大蒜，故害目的薰辛食物特指大蒜。

大蒜又名蒜头、胡蒜、独蒜、大蒜头、独头蒜，为百合科多年生宿根草本植物。

"大蒜是个宝，常吃身体好"，广西著名的长寿地区巴马人长寿的秘诀之一就是每日都吃蒜，蒜的医疗作用不可低估，"只要几瓣蒜，痢疾好一半"。大蒜因具有调味与防病健身的双重作用，常被人们称誉为"天然抗生素"，由此可知大蒜的功力非同一般。另外，大蒜还有抗癌的功效，有人称之为"抗癌之王"。

研究表明，抗癌、抗菌主要是大蒜中的大蒜素所起的作用。大蒜素可抑制致癌物质亚硝酸盐在胃里边的合成。大蒜还含有丰富的硒和锗，这两种物质也是预防肿瘤的重要成分。大蒜素还具有很强的杀菌作用，在进入人体后能与细菌的胱氨酸反应生成结晶状沉淀，破坏细菌所必需的硫氨基生物中基本成分，使细菌的代谢出现紊乱，从而无法繁殖和生长。此外，一些医学研究表明，大蒜素能抑制肝癌、胃癌、皮肤癌、肠癌等癌细胞的增长，还对肿瘤细胞有直接杀伤作用。

大蒜生吃最好，因为大蒜素遇热时会很快失去作用。如果烹饪调味，大蒜素大部分挥发掉了，则很难产生理想效果。大蒜不仅怕热，也怕咸，它遇咸也会失去作用，所以食用蒜泥时尽量要少放盐。

大蒜素属挥发油类，大蒜中抗血小板凝结的有效成分甲烯丙三硫醇也有挥发性，所以用大蒜治病防病时，需要生吃。但是由于挥发成分的作用，有些人嫌生吃嘴内产生异味，可含嚼点茶叶，气味会自然消失。

中医学认为，大蒜味辛，性温，归脾、胃经；具有解毒消痈、消积止泻、利尿、平肝止血、祛痰杀虫的作用；适合肺痨、饮食积滞、脘腹冷痛、水肿胀满、泄泻、痢疾、疟疾、百日咳、痈疽肿毒、白秃癣疮、蛇虫咬伤、蛲虫、钩虫、阴道滴虫、头癣、足癣、百日咳、胃肠道等病患者食用或外用。

大蒜性热耗气，又可使体内红细胞、血红蛋白减少，营养匮乏，多食则会加重肝炎病情。又目与肝脏有着必然的联系，需肝脏提供营养，大蒜辛温，食后可助火伤目，故可加重目病病情。《食疗本草》也说大蒜"久服损眼、伤肝"。

（六）"豚鱼不养"句意分析

豚鱼即河豚、亦蛙、鲑鱼、吹肚鱼、气泡鱼。河豚种类繁多，大都有不同程度的毒性，内脏中肝脏毒性最大，其次为肠及皮肤，肉则几乎无毒。即使毒性最大的河豚，肉中所含毒素亦甚少。冬春之间为河豚的产卵期，此时其肉最为鲜美。

豚鱼肉鲜美，可以补虚。豚鱼中含有河豚毒素或河豚酸，豚鱼的毒素主要存在于河豚的肝、目、卵、睾丸、卵巢、眼、血液等器官组织中。同种类豚鱼的不同组织器官，毒性强弱有差异，以卵巢及肝脏的毒素最大，肠、皮肤次之，肉则几乎无毒。煮食河豚，须去尽内脏、生殖腺、双目，按《食鉴本草》指出的"洗宜极净，煮宜极热"做，洗净血液，刮去表面黏液或剥去外皮，并烹煮很长时间，以防中毒。若有毒的组织清除或清洗不干净，很容易导致中毒，甚至危及生命，故俗话有"舍命吃河豚"的说法。如果出现中毒现象，必须立即抢救。

河豚毒有古代蒙汗药样的作用，可使人麻醉，失去所有反应。据调查，非洲地区某些国家经常出现已"死亡的人""诈尸"现象，"诈尸"者从容回到家中，对生前所有情况事无巨细全能说明，家人却不敢与之相认，"诈尸"者只好流落他乡。这些"天涯沦落人"每被家人遇见，皆被认作"幽灵"，称"见了鬼"。最近这个谜底才被人们揭开，是巫师从河豚毒素中提取某种成分制成药物使人"死亡"，后又使"死亡"者复苏，谎称"诈尸"以显示"法力"。人们从中得到启示，展开研究，试图从这种毒素中提取出一种麻醉药物，使人能在毫无痛苦的情况下进行手术，但遗憾的是，目前聪明的药剂实验师们尚未达到巫师那样可使人"死亡"后又使人"复生"的水平。不过人们对河豚毒性已了解得越来越多，其对体重为 50 千克的人的致死量约为 300 微克。这是一种强烈的神经毒，能阻断神经干的冲动传导，麻痹横纹肌及呼吸肌，使人呼吸停止而死亡，对平滑肌则无影响。

豚鱼毒性大，虽然含有较丰富的营养，一般也不作为食用之鱼，即**"豚鱼不养"**。

二、环境因素对养生效果的影响

（一）环境对植物性质的影响

世界各类物种形成的地理、气候、水质、土壤、生物链是物种成型、生存的最基本条件。万物生长离不开环境，生态环境也是影响养生效果的重要因素。生物中只有适者才能应对环境变化而生存，生态环境不同，各种物种都会在变化中产生多种差异。动植物正常生长发育及积累活性成分所要求的生态质量各有不同。植物中有的喜阴，有的喜阳，有的喜水，有的耐旱，只有在特定的生态环境下，才有可能生产出良性物种，离开这一特定环境必然会导致这些物种性质的改变，甚至生长发育不良以至死亡。

人参是中药中的补气药，据研究报道，人参的最佳的气候质量为：最热月温度为 20 ~ 21℃，年降水量为 700 ~ 800mm，空气相对湿度 70%，海拔高度为 700 ~ 800m，无霜期 155 天以上。传说人参常常生长在梧桐树下，因梧桐树枝叶繁茂，起到了现代塑料大棚的作用，树下温湿度相对适宜。

《晏子春秋·内篇杂下第六》："橘生淮南则为橘，生于淮北则为枳，叶徒相似，其实味不同，水土异也。"（橘子生长在南方就是橘子，生长到北方就变成枳了，只是叶子形状相似，它们的果实味道完全不同。）

瓜果生长环境不同，性质明显不同。阳光照射时间长、昼夜温差大的地方有利于糖分的聚合，我国最西部的新疆、西藏地区符合这种条件，故笔者在《食疗本草白话评析》一书序言中说："瓜果最佳产于疆、藏。"生长于不同质地土地的瓜果，甜度截然不同。同在一树的水果甜度也有不同。笔者在《饮食精粹》总序言中说："上枝石榴下枝梨，种瓜吃瓜选沙地。"

随着自然条件的变迁以及异地引种，各类植物虽然品种未变，但性质却发生很大变化。新技术、新方法的广泛运用，使得传统品种原有的生态条件发生了较大改变，因而导致了其性质的改变。最适宜的环境中才能生长出品质最佳的植物，故中药有"道地药材"之说，如人参，以吉林所产品质最佳；山药，以河南焦作地区所产最优；三七，以云南所产最好……

农药、化肥的大量使用使得各类可食用植物、药物性质发生了巨大变化。空气污染，使得果、菜、粮食类重金属含量严重超标。某些中药的根、茎、叶中也存在重金属超标问题……选择植物性食物、药物养护生命时，其生长环境是必须考虑的因素之一。

（二）环境对其他动物性质的影响

生存环境同样会对动物产生重要的影响，生长于人身上的虱子肤色最接近人的肤色，生长于头发中的虱子则为黑色，这是因为动物会随生存环境变化产生相应的变化。雄麝食用柏叶后将柏叶中的香气成分聚集后产生麝香，如果没有柏叶类提供香气原料，雄麝也难以生出优质的麝香。动物药如牛黄、狗宝只有在特殊的生长环境才能产生。

海洋中生长的生物因要在高盐、高压的环境中生存，体中营养成分高度聚集，体内的蛋白质含量高出淡水中数倍。海洋生物在食用含有虾青素海洋浮游植物后，体内储存了大量的自由基强力杀手虾青素，海洋生物含有丰富的被称为"脑黄金"的 Omega - 3 不饱和脂肪酸。故笔者在《食疗本草白话评析》序言中说"水产最优来自海上"。

各类可食用动物因所食材料不同，所含营养成分也不同。养殖畜禽者为使养殖畜、禽类快速成长，大量应用生长激素。这种含大量生长激素的畜禽，是促进幼儿早熟、成人早衰的重要因素。为了预防各类传染病的发生，大量抗生素的应用使动物体内抗生素巨量超标，严重影响食用者的健康。在采食动物食品时应时刻注意这些因素。

（三）环境对人类健康的影响

大环境直接影响人们的健康水平和寿命长短。环境对人体健康寿命的影响越来越受到人们的重视。人类所处的环境有大环境和小环境之分。大环境指人们所生活的不同国家地区的经济水平、文化素质、风俗习惯、医疗卫生条件、地理环境、气候等。随着雾霾的逐渐增多，"清风明月不用一钱买"的地方越来越少，社会在进步的同时带来了多种危害环境副产品。

住在山区的人容易生"瘿"病，出现颈部淋巴结肿大，生长在山西地区的人因土质中含氟量高而牙齿发黄，河南林县地区因土质关系是食道癌病的高发区……这均与大环境有关。一年四季的变化是自然界万年不变的规律，夏天心脑血管疾病减轻，感染性疾病增加，冬天则相反，把握自然界的规律，合理地应对各种变化才能保持健康而长寿。

尽管某些地区有多种多样不适宜居住的条件，但故土难移，"金窝银窝不如自己的狗窝"。尽管政府正在逐步加大治理环境，但这是一个艰难而漫长的工程。

小环境指家庭、职业环境。人一生中大部分时间在家庭中度过，家庭环境的优劣，特别是夫妻感情的好坏，直接关系到人的心理和生理健康，进而影响寿命。夫妻双方争吵时会引起体内激素水平升高而导致疾病，而且紧张的家庭成员关系、不良的心理状态都很容易导致众多身心疾病而有损寿命。寿命与从事的职业也有关，从事危险性职业的人死亡率高，寿命短。

人类寿命除与外部大、小环境有关，还与人体内环境有密切的关系。内环境通过损伤、负荷、疾病等方式影响寿命，如细胞内氧负荷可影响细胞衰老，氧自由基可引起 DNA 损伤从而影响衰老过程。

（四）养生需注意事物的两面性

扬雄在《解嘲》中说："炎炎者灭，隆隆者绝；观雷观火，为盈为实；天收其声，地藏其热。高明之家，鬼瞰其室。"（旺盛的火焰是将要熄灭，隆隆的雷声也不能持久。天上的电闪雷鸣，是那么的充足有力，但雷鸣声会被天空收回，热度会被大地藏纳。富贵的家庭，将有鬼神窥探他们的房室。）

大豆可滞气使人身体沉重，但大豆富含植物蛋白质，能补肾益精，《素问·灵兰秘典论》："肾者作强之官，伎巧出焉。"（肾，犹如精力充沛、强壮有力的官吏，人的智能和技巧由此产生。）大蒜味辛虽然容易伤阴损精，但可杀虫，现代医学研究证实大蒜具有抗多种病原微生物的作用。水中含氟量过多可使人牙齿发黄，但氟也有坚固牙齿的作用；麝香虽然有浓郁的气味，但容易挥发，且在香气全部挥发后留下的是腥膻难闻的气味。

事物都有两面性甚至多重性，食用或使用动植物养生时必须注意。

第六部分　养生要内外兼修，并注意药物辅养

【原文】

故神农曰"上药养命，中药养性"者，诚⁽¹⁾知性命之理，因辅养以通⁽²⁾也。

而世人不察，惟五谷是见，声色是耽⁽³⁾。目惑玄黄⁽⁴⁾，耳务淫哇⁽⁵⁾。滋味煎其府藏，醴醪⁽⁶⁾鬻其肠胃。香芳腐其骨髓，喜怒悖其正气。思虑销其精神，哀乐殃其平粹。

夫以蕞尔之躯，攻之者非一涂，易竭之身，而外内受敌，身非木石，其能久乎？

【名词解析】

（1）诚：副词，的确，确实。

（2）因辅养以通：通，顺，安和。因辅养以通，身体依靠（药物）的辅助保养达到安和。

（3）声色是耽：声色，指歌舞女色；耽，沉溺。声色是耽，沉溺于声色之中。

（4）玄黄：玄，黑色；黄，黄色。玄黄指纷杂的颜色。

（5）耳务淫哇：务，从事，本指听；淫，无节制；哇，声音靡曼。耳务淫哇，专听淫靡之音。

（6）醴醪：醴，甜酒，醪，渣与酒汁混合的酒。

【白话译文】

所以神农氏所说"上品药滋养生命，中品药培养性情"，的确是深知养性保命的道理，靠药物的辅助养护来达到身体安和的目的啊！可是世上的人不明白这个道理，只是看到五谷的作用，沉溺于声色之中，眼睛被天地间的纷杂多彩的事物所迷惑，耳朵专听淫靡的音乐，使得美味佳肴煎熬着他们的脏腑，醇浆美酒烧煮着他们的肠胃，芳香的气味腐蚀他们的骨髓，喜怒扰乱着他们的正气，思虑损耗着他们的精神，哀乐伤害着他们平和纯正的情绪。对于小小的身体，摧残它的东西不是来自一个方面；精气容易耗竭的身体，却受到内外攻击，身体不是树木石头，难道能长久吗？

【评析】

一、上药与中药的区分

《神农本草经》将所载365种药物分上、中、下三品。这是药物按上、中、下三品分类的最早记载。《神农本草经·序录》中说："上药一百二十种为君，主养命以应天，无毒……中药一百二十种为臣，主养性以应人，无毒、有毒，斟酌其宜……下药一百二十五种为佐使，主治病以应地，多毒，不可久服。"

（一）上品药是无毒性缓的强身药

上品药为作用温和、具有强身补益作用、没有毒副作用的中药，每日服用能增强体质，保持健康，益寿延年，在现代多属药食共用类。上品药如与作用强、不良反应大的中药合用，还能减轻这些药物的毒副作用。陶弘景《本草经集注》说："上品药性，亦能遣疾，但其势力和厚，不为仓卒之效，然而岁月常服，必获大益。"其以延命为主，兼可愈疾，符合"天道仁育"之德，故谓"应天"。上品药中益气的如人参、黄芪、大枣、蜂蜜、山药、灵芝、白术、甘草等；温补药如肉苁蓉、杜仲、羊肾、续断、巴戟天、菟丝子等；滋阴药如沙参、玉竹、石斛、天冬、麦冬、女贞子、鳖甲、龟板等；养血药如熟地黄、阿胶等；安神养心药如酸枣仁、柏子仁、茯苓、五味子等；固肾涩精药如莲子、芡实、覆盆子等。

（二）中品药是小毒慢功的祛病药

中品药既能祛病，又可调补，比上品药作用强，但比下品药作用温和，能够提高人体对疾病的抵抗力，扶正祛邪。如果每次少量服用，即使连续服用，也不会产生明显毒副作用。使用中品药时需判别药性，若长期、大量服用能产生轻度不良反应，现代部分中品药属药食共用类。常用中品药如百合、乌梅、葛根、艾叶、芍药、生姜、山椒、苏子、当归、鹿茸、龙眼、黄连、麻黄、白芷、黄连、黄芩等。

（三）下品药是毒强效猛的除病药

下品药作用较强，能治疗疾病、改善症状，"专主攻击，毒烈之气倾损中和"，常常伴有毒副作用。下品药只能治病，不可常服，病祛即止。常用下品药如大黄、乌头、半夏、甘遂、巴豆等。

二、食物是排序位前的"上药"

（一）食物也要注意食性

药物和食物本无明确区分，只是有毒无毒或毒少毒多之别。笔者在《饮食精粹》序言中说："以物之偏性，制邪之偏盛是药物治病的大则，药食同源且药与食性质相同均可医病，药性猛烈、食性和缓，程度不同而已。药性猛烈故用之治疗疾病，食性和缓故用之以养身，如民之与兵，战事一起民可为兵，但毕竟不如兵之训练有素和威猛。但食也有性猛烈者，药亦有性和缓者。如药中菊花、桑叶类，服用稍多一点亦不致明显不适，食中辣椒、生姜，稍多食便会口干舌燥，甚至口、鼻起泡，俗称"上火"。药分寒、热、温、凉四性，食也有四性。

（二）食疗更优于药疗

疾病是人体平衡状态被打乱的结果，把被打乱的平衡状态恢复正常称为治病。药治不如食治，为医者既需懂得药性又要懂得食性，为民者应懂得食性。"小病食疗，大病药治"已成为人们的共识，孙思邈告诫人们："若能用食平疴，释情遣疾者，可谓良工。"如"上火"后，多食具有清热作用的性属寒凉的食物；胃寒饮生姜水温胃；加入生姜、白菜、醋、辣椒的酸辣汤可治疗风寒感冒……

"是药三分毒"是人们的普遍认识，虽然部分食物食用不当会产生一定的毒副作用，但较之中药类明显为弱，故食物应属上品药。中国食疗学的鼻祖孟诜最主要的养生格言是"良药不离手"，他所用的"良药"应属调节机体平衡作用强的食物。

三、服药也是养生的重要方法

每个人都知道有病服药的道理，但服药也是养生的重要方法，服药养生既要注意量和度，更要注意适应证。

（一）药物是疾病的纠偏扶正剂

本段告诫人们：服用药物也是养生的关键一环，可用上品药保养生命，中品药修养性情。上品药文中没有提及，中品药如**"合欢蠲忿，萱草忘忧"**则是养性之例。古时生活在最底层的平民生命和健康没有保障，生活质量极为低下，温饱都难以解决，更难谈养生防病。据国外人口学家的研究资料，从原始社会到资本主义初期阶段，65 岁以上的男性、女性仅占世界总人口的 2.9%、3.4%。

美国学者 Harry E. Seifert 据 1933 年中国的地区性人口调查资料统计，中国当时"平均寿命只有 35 岁"。现代社会由于生活水平的提高，养生受到越来越多人的重视，人的寿命大幅度延长。据上海市 2016 年 5 月 17 日公布的权威数据，上海女性平均寿命 2015 年最高达到 85.09 岁，比男性高 4.62 岁。据 2016 年 5 月 15 日报道，经济落后的青海省玉树市人均寿命也达到了 64 岁。人类平均寿命的提高，体现了社会的进步，人类文明的发展，是人们重视养生防病的结果。其中药物的作用不可低估，药物的进步使得许多濒死的患者获得了生机。

"世人不察"药物的养生作用，**"惟五谷是见，声色是耽。目惑玄黄，耳务淫哇"**，是当时钟鸣鼎食之家、重貂累蓐之门的普遍现象，这与现代一部分条件优越的城镇人的生活基本相应。现在大部分人白天上班伏案盯着电脑工作，晚上醉心于电视机，周末、节假日在花花绿绿的商场中不愿离开；有的人在电脑前通宵达旦；还有人在品味着美酒佳肴时吞云吐雾或长久地在咖啡厅中高谈阔论……这样的生活方式，再加上有精神负担，会对身体的伤害更为严重。

即使没有以上不良嗜好者，六七十岁以上的经历过严重困难时期的人，透支了身体，也会严重减弱其健康水平。许多人少壮年发奋"读读读"，结果没见"黄金屋"，先见"三高症"（高血压、高血糖、高血脂）。现代有些所谓白领阶层为了不菲的薪水，背负着社会多方面的沉重压力，身体长久处于透支状态。

这部分人需要适当的药物以抑制身体出现的病态反应。

（二）中老年是慢性疾病的萌发期

明代大医学家张景岳根据《黄帝内经》"年四十阴气自半"（年到四十，肾中阴精已经衰减一半）的理论提出了"中年修理再振根基"的论点，提倡服食"熟地"调补肾，并因此被人们称为"张熟地"。现代医学主张补钙，实际补肾即间接补钙。宋代小儿科医生钱乙针对小儿牙齿生长迟缓，在张仲景金匮肾气丸的基础上减掉补阳的肉桂、附子，名为六味地黄丸，让小儿服用以促进长牙。中老年人服用六味地黄丸既能补钙，还可预防老年性耳聋。但"把透支的补起来"只是一句商业用语。"肾无实证""补不起来的先天（肾主先天）"等理论已延续了数千年，中老年补肾已是养生的一种重要方法。服药养生也成了社会文明的标志之一。

40 岁以后缺钙现象已非常普遍，部分女性因雌激素减少缺钙现象更为严重。"三高症"人群在中老年中占有相当的比例。研究表明，疾病是影响寿命最重要的因素。随着时代的进步，危害生命的主要疾病已从传染病变成了心脑血管疾病、肿瘤、意外伤害等，新的疾病如免疫缺陷性疾病、艾滋病等成了危害较大的因素，阿兹海默病患者也在逐年增多。疾病对人类的健康和生命构成了重大威胁。在疾病没有萌发时及时服用药物，可收事半功倍之效。对于已发生的慢性疾病，及时服药可阻止疾病向危重阶段发展。

（三）人无疾而终者几乎没有

人食五谷，难免生病，只是疾病发生的时间各有不同。人无疾而终者几乎不存在。有人在欧洲解剖了上千具自然死亡者的尸体发现，即便是90多岁看似无疾而终的老人，也或多或少患有某些疾病，只是进入老年后各方面功能都明显减退，感觉不到或感觉不明显而已。人们的寿命随着社会的发展不断增加，在同时患病风险也增加。如果一个新生儿患恶性肿瘤的风险是1%，那么到75岁时，其患病风险已经升至40%。人会因为这些疾病而缩短寿命。如果及时服用对症的药物，消除或减轻疾病对身体的危害，则能使寿命期限明显延长。

（四）疾病正悄悄向青少年走来

《疾病正悄悄向青少年走来》是笔者20世纪90年代末期写的一篇文章，各种可视读品的增多导致青少年的视力大幅度下降。饮食结构的改变、活动量的大幅减少导致心脑血管疾病越来越年青化。抗生素的滥用使得病原微生物抗药性越来越突出，各种新的疾病逐渐出现。所以，处于亚健康状态的青少年越来越多。有病服药是治疗方法的一种，服药预防疾病对养生也非常重要。需要提醒的是，青少年服药量应比中老年少，服药周期也应比中老年人短，中病即止，过则为害。青年学生因挑食以致食用蔬菜水果较少，经常会口唇干燥或溃烂，此时可适当服用维生素 B 类药物，应慎用抗生素类药物。

四、药物"辅养以通"的重要意义

（一）治疗疾病药物与手术选择时首选是药物

《素问·至真要大论》云："谨察阴阳所在而调之，以平为期。"（治疗疾病的关键在于观察阴阳并进行调节，使之恢复到平衡的状态。）这便是对"通"字的最好诠释，服用药物达到"通"的程度就会发挥最好的效果。

药物和手术疗法是最基本的治疗疾病的方法，但不宜过度。德国学者尤格·布雷希《无效的医疗》一书中列举了一些过度检查、过度治疗疾病的实例，不少人的胆囊、阑尾、扁桃体是在医生的鼓动下摘除的。过度检查，X 射线就会杀伤人体的正常细胞，对身体造成损害。人一生耐受 X 线的程度是有限的。心脏支架的介入疗法近期作用明显，远期效果还不如药物疗法。

确有手术适应证者必须进行手术治疗；一般可手术可药物治疗者选择药物治疗；既有手术适应证，药物也可见效者先用药物治疗，药物疗效不明显时可进行手术治疗。

一位心血管疾病的权威专家在电视节目中说接近主动脉处血管堵塞所致的心肌梗死必须立即安放血管支架行介入疗法。听起来很有道理，但这种情况的发生率较低，即使需要安放支架也需患者病情稳定才可实施。病情能获得暂时稳定就要有药物持续发挥效用。支架术后亦要继续药物治疗，如果不良习惯不改变，不坚持服药，安放支架后仍难消除危险。

（二）坚持服药是使患者消除危险向愈的基本方法

"健康的钥匙掌握在自己手中"，药物治疗应针对最适应的疾病而使用，"辅养"作用在和其他养生方法配合的情况下才能真正达到"通"的效果。服药致"通"的实例甚多。有一位下壁心肌梗死一半以上的患者，医生强烈要求他做支架治疗，但他坚持保守疗法。笔者告诫他随身携带急救药物，在症状变化时要立即使用，且要经常做缓慢有节奏的运动，尽量避免情绪波动，保证睡眠时间和质量（患者因睡眠不好不得不服镇静药物），按时按量服用降脂改善血管药物。结果十几年已经过去，他的病情非但未恶化，反而逐渐好转，现在他仍坚持每日服药。

传统配方中如补气益阴之"琼玉膏"，由生地、人参、茯苓、白蜜四味组成，这些药皆出于上品。由人参、牛膝、当归、菟丝子、巴戟、杜仲、生熟地、柏子仁、菖蒲、枸杞、地骨皮组成的"神仙不老丸"中，除当归为中品外其他皆为上品。由甘菊、枸杞、巴戟、肉苁蓉组成的"益寿地仙丸"四味皆为上品。《丹溪心法》的"延寿丹"也多为上品药物。上品药多具有补养身体的作用。

（三）服药养生不能把自己当成小白鼠

养生服药要达到"通"的良好效果，不但需要明医理，还要熟悉药性。龙生九子，个个不同，人的体质千差万别，服药养生要根据自身情况，适合的才是最好的，切不可把道听途说的话当成真理。"只买贵的，不买对的"之博傻现象不应在养生者中出现。

养生需要补充部分硒、钙、锰等微量元素，但这些元素之所以被称为微量元素是因为人体只需要微量，过则生害，如补钙过量容易产生结石。即使对于上品药、中品药也需要在了解医学药学知识的人的指导下才能食用，下品药更不能随便采食。人们普遍认为中药类的树皮、草根、花叶、果实等毒副作用较少，但轻微的毒副作用蓄积也能造成严重危害，现代农药的应用、重金属特别是铅排放量的增加更是加重了这些危害。

近些年来已出现多例中药或保健品类毒副作用的报

道，如服利尿药物导致肾衰，过服补阳中药导致重金属在肝肾脏蓄积中毒等。经常食用水果、蔬菜可减少长期服用中药导致的重金属蓄积，减轻其对肝肾的损害，尤其是海洋类蔬菜具有更明显的效果。最新研究报道，海洋蔬菜还有排铅留钙的作用。所以，服药时加以饮食调理，能起到更好的效果。

第七部分　不善养生者的几种表现形式

【原文】

其自用甚者，饮食不节，以生百病；好色不倦，以致乏绝；风寒所灾，百毒所伤，中道夭于众难。世皆知笑悼⁽¹⁾，谓之不善持生⁽²⁾也。至于措身失理，亡之于微，积微成损，积损成衰，从衰得白，从白得老，从老得终，闷若无端⁽³⁾。

中智以下，谓之自然。纵少觉悟，咸叹恨于所遇之初，而不知慎众险于未兆。是由桓侯抱将死之疾，而怒扁鹊之先见，以觉痛之日，为受病之始也。害成于微而救之于著，故有无功之治；驰骋常人之域，故有一切之寿。

仰观俯察，莫不皆然。以多自证，以同自慰，谓天地之理尽此而已矣。纵闻养生之事，则断以所见，谓之不然。其次狐疑，虽少庶几，莫知所由。其次，自力服药，半年一年，劳而未验，志以厌衰，中路复废。

或益之以畎浍⁽⁴⁾，而泄之以尾闾⁽⁵⁾，欲坐望显报者。或抑情忍欲，割弃荣原，而嗜好常在耳目之前，所希在数十年之后，又恐两失，内怀犹豫，心战于内，物诱于外，交赊相倾[6]，如此复败者。

【名词解析】

（1）笑悼：笑，讥笑；悼，哀悼。笑悼，指笑其不善养生，又哀叹寿命不长。

（2）持生：持，保持，与保养同义。持生，指养生。

（3）闷若无端：闷若，没有觉察的样子；端，头绪。糊里糊涂看不出头绪。

（4）畎浍：水沟。

（5）尾闾：海水所归之处。

（6）交赊相倾：交，指相交，较近；赊，远。交赊相倾，指相互矛盾。

【白话译文】

那些过分自行其是的人，对饮食不加以节制，因而患各种疾病；好色不知疲倦，因而精血耗竭。他们是风寒侵袭的对象，也是百毒伤害的目标，在生命的中途就会因这种种灾难而死亡。世人都只知道嘲笑或哀怜他们，认为他们不善于养生。至于生命活动不合规律，在疾病还未显示征兆时便忽略了它的危害，使微弱的伤害累积起来造成身体的损害，多次损害累积起来造成身体衰弱，从身体衰弱不断发展到头发变白，从头发变白发展到精力疲极衰老，从精力疲极衰老发展到寿命终结，这些人竟糊里糊涂地不知道其中的原因。

具有中等智慧以下的人们，认为人的寿命长短是自然规律。纵使稍有醒悟，也只是在患病之后叹息悔恨，却不懂得在疾病征兆还没有显露之前就小心防范。这就如同齐桓侯染上了将死的疾病，却对扁鹊把身体感到了病痛的时候当作患病的开始的先见之明生气一样。病害在没有显示征兆的隐微阶段已经形成了，在病情显著之后才去救治，治疗肯定收效甚微。奔波于中等智慧以下的常人世界中，受他们的影响只能有短暂的寿命。

总览天地间各种各样的人，没有不这样的。用多数人发生的情况来证实自己的看法，用跟大多人同样的寿命来安慰自己，认为天地之间的事理，完全包括在这里面了。纵使听到了养生的方法，也用自己的见识评判它，认为它无关紧要。另一部分人则对养生的事疑虑重重，即使稍稍产生仰慕养生的奥妙道理之意念，也不知道如何入手。还有一部分人努力服用丹药，半年或者一年之后，却不见功效，便志意厌倦而衰退下来，中途放弃了。

有的人补益自己的身体就像用田间沟渠的细流浇地一样，又小又慢，耗散起来就像用海水流归之处的巨洞让流水奔泻而去一样，又多又快，却还想坐待明显的效果。有的人压抑情感，强忍欲念，违心舍弃自己宏大的志愿，可是世俗的嗜好常常萦绕在眼前、耳边，而期待的养生功效却要在数十年之后才能显现，又担心两者都会失去，心中犹豫不决，内在思想处于矛盾之中，外在物欲连续地产生着诱惑，近期的物欲享受与远期的养生功效相互排斥，这样也要失败。

【评析】

不善养生者身弱病多，寿命短暂，本段论述了其中的四种表现形式。

一、愚者短寿

"无知比贫穷更可怕"，不善养生的人是最无知的人，因为失去生命或生命质量严重降低意味着生活中的一切皆失去了意义。关于愚者短寿，文中主要论述了以下几个方面：

（一）饮食不节是百病的主要根源

饮食是生活中最重要的。《金匮要略·禽兽鱼虫禁忌并治篇》中强调饮食应有所禁忌："所食之味，有与病相宜，有与身为害，若得宜则宜体，害则成疾，以此致危。"饮食不节，长期食用肥腻厚味及含盐量、含糖量高的食物，经常过量饮用烈性酒容易导致多种疾病。

胃肠道疾病与饮食有直接关系。三餐不定时、饮食无节度，吃得太过精细，以肉食为主，可导致肠癌发病率升高。经常召开餐桌会议或商业应酬多、精神压力太大，使越来越多的中青年人患上肠易激综合征。

脂肪类摄入过多是导致动脉粥样硬化的重要因素，而动脉粥样硬化患者患上冠心病、心肌梗死、脑中风等恶疾的风险比常人高上数倍。经常酗酒、吸烟会使上述疾病的风险增加几倍以上。痛风是一种"富贵病"，经常食用含有大量嘌呤物质的海鲜类食物易导致痛风。高尿酸是痛风病的前兆，以前痛风病患者多为老年人，现在因饮食的改变，一些 30 岁左右的年轻人也在体检中查出高尿酸。

营养摄入过量，过量的糖分和脂肪在体内累积，会使得体形变肥胖，高血压、高血糖、高血脂等也会不请自来。

《吕氏春秋·尽数》告诫人们："凡食无强厚，味无以烈味重酒，是以谓之疾首。食能以时，身必无灾。凡食之道，无饥无饱，是之谓五藏之葆。口必甘味，和精端容，将之以神气。百节虞欢，咸进受气。饮必小咽，端直无戾。"（不要吃味道太强烈厚重的食物，不要用太强烈的味道、浓烈的酒去调味，因为这些东西是致病的根源。能定时吃饭的人，身体一定没有疾病。食用食物的原则是不要吃得太饱，也不要挨饿，这就是保护五脏的方法。进食的时候，品尝甘甜美味，调和精气，端正仪容，以饱满的精神状态进食。全身都呈现出欢愉的状态，都接受精气。喝粥和水时一定要小口地下咽，端直身体，不要暴躁。）

(二) 纵情任性容易引起早夭

爱美是人的天性。诱人的美貌容易使人失去理性，元代朱丹溪认为能禁住美女诱惑的铁汉很少。他经过临床实践提出了"阳常有余，阴常不足"的观点。阴是精血，阳是虚火，精血亏损容易产生虚火。精血是生命活动的物质基础，易损难复，故"阴常不足"。如不注意保养精血，纵欲过度，则阳气易亢，虚火妄动，百病丛生。

《素问·上古天真论》说："以酒为浆，以妄为常，醉以入房，以欲竭其精，以耗散其真，不知持满，不时御神，务快其心，逆于生乐，起居无节，故半百而衰也。"（现在的人把酒当水来喝，滥饮无度，使反常的生活成为习惯，醉酒了还行房事，恣情纵欲，使得阴精竭绝，真气耗散，不知道保持精气的充满，不善于统驭精神，只顾一时之快乐，违逆人生乐趣，起居作息毫无规律，所以到半百之年就衰老了。）

《道德经》告诫人们："美好者不祥之器也。""五色令人目盲；五音令人耳聋；五味令人口爽；驰骋田猎令人心发狂；难得之货令人行妨；是以圣人之治，为腹不为目，故去彼取此。"（贪图美色使人看不清丑恶；喜闻顺音令人听不进忠言；美味佳肴让人体会不到疾苦；

驰骋田猎使人心狂意躁；难得的货物令人图谋不轨。因此有道德的明君治理国家，重视内在的充实，不注重表面的愉悦，所以知道如何取舍。）善养生者决不纵情任性。

（三）外邪常袭体弱之身

动物界食肉类动物在捕捉其他动物时常选择弱小容易捕获者，俗语有"黄鼠狼常咬病鸡"之说。《灵枢·百病始生篇》："风雨寒热不得虚，邪不能独伤人。卒然逢疾风暴雨而不病者，盖无虚，故邪不能独伤人。此必因虚邪之风，与其身形，两虚相得，乃客其形。"（风雨寒热，在未遇到身体虚弱的人时，一般不会导致疾病。突然遭遇到疾风暴雨而不发生疾病者，是因为这些人的身体健壮，正气不虚，故单方面的邪气不能致病。凡疾病的发生，必然是身体虚弱，又受到了贼风邪气的侵袭，两虚相合，才能发生疾病。）

"人世间如大河沧海，天地中一大戏台"，社会变革与动荡等都会影响人的身心健康。本段所提及的影响生命的几种因素仅是示例，实际因素还有很多。清代谭嗣同《仁学》中说："道高一尺，魔高一丈，愈进愈阻，永无止息。"人类社会的发展过程中，致病因素与抗病因素如矛盾统一体般共同发展，饮食原因引起的疾病在逐年增多，精神心理因素所致疾病也在逐渐增多。物质生活和文化生活的丰富使得感情生活更为丰富多彩，但这也使情欲生活所致疾病增加。外邪致病包括的范围也在逐渐扩大，仅流行性感冒病毒便分为甲（A）、乙（B）、丙（C）、丁（D）四型，每一分型又有许多种类。肝炎病毒的分型和种类也在逐渐增加。尽管致病因素很多，但是如果注重养生并善于养生，各类致病因素就很难侵入，即使患病，也会相对较轻。

（四）积小损可成大害

如前所述，任何致病因素都始于"一"，"**中道夭于众难**"者由于"**措身失理**"不善养生，故"**亡之于微**"，其发展过程为"**积微成损，积损成衰，从衰得白，从白得老，从老得终**"。最可怕的是这些人到老还"**闷若无端**"而不能觉悟。

二、中智者中寿

（一）不识"治未病"的重要作用

人食五谷，难免生病，有病早治、未病早防是中医学的重要治疗原则，也是养护生命的重要原则。《素问·四气调神大论》说："圣人不治已病治未病，不治已乱治未乱，此之谓也。夫病已成而后药之，乱已成而后治之，譬犹渴而穿井，斗而铸锥，不亦晚乎？"（有知识的圣人不是在生病之后才去治疗，而是在疾病还没有产生的时候就进行预防，不是在身体功能紊乱之后才进行调理，而是在身体功能还没有紊乱时就进行调理，说的就是这个道理。疾病已经生成然后才去治疗，身体的功能紊乱之后才去调理，就像是口渴了才去掘井、战斗已经开始了才去铸造武器一样，不是太晚了吗?)

"中智"者由于认知的错误，**"不知慎众险于未兆"，"以觉痛之日，为受病之始也"，"故有无功之治"**。

（二）"神医"也难"救之于著"

《韩非子·喻老》记载了扁鹊为蔡桓公诊病的经过："扁鹊见蔡桓侯，立有间。扁鹊曰：'君有疾在腠理，不治将恐深。'桓侯曰：'寡人无疾。'扁鹊出。桓侯曰：'医之好治不病以为功。'居十日，扁鹊复见曰：'君之病在肌肤，不治将益深。'桓侯不应。扁鹊出，桓侯又不悦。居十日，扁鹊复见曰：'君之病在肠胃，不治将益深。'桓侯又不应。扁鹊出，桓侯又不悦。居十日，扁鹊望桓侯而还走，桓侯故使人问之。扁鹊曰：'疾在腠理，汤熨之所及也；在肌肤，针石之所及也；在肠胃，火齐之所及也；在骨髓，司命之所属，无奈何也。今在骨髓，臣是以无请也。'居五日，桓侯体痛，使人索扁鹊，已逃秦矣。桓侯遂死。"（扁鹊见蔡桓侯，站了一会儿，说："您肌肤纹理间有些小病，不治疗恐怕会加重。"蔡桓侯说："我没有病。"扁鹊离开后，蔡桓侯说："医生喜欢给没病的人治病来作为自己的功劳。"过了十天，扁鹊再次见蔡桓侯说："您有病在肌肉里，不及时医治将会更加严重。"蔡桓侯没有理睬。扁鹊离开后，蔡桓公又不高兴。过了十天，扁鹊再见蔡桓公说：

"您的病在肠胃里了，不及时治疗将更加严重。"蔡桓公仍没有理睬。扁鹊离开后，蔡桓公又不高兴。过了十天，扁鹊看见蔡桓侯掉头就跑。蔡桓侯派人问他。扁鹊说："病在皮肤纹理时，汤熨便能治好；病在肌肉和皮肤里面，用针灸可以治好；病在肠胃里，用火剂汤药内服可以治好；病在骨髓里，那是司命神管辖的事情了，医生没有办法医治。现在病在骨髓，因此我不再请求为他治病了。"过了五天，蔡桓侯身体疼痛，派人寻找扁鹊，扁鹊已经逃到秦国去了。蔡桓侯于是病死了。)

（三）最好的医生在"害成于微"时采取措施

上例说明扁鹊能通过望诊神奇地预判疾病，但他并非最出名的治疗未病的医生。《鹖冠子·世贤第十六》记载："魏文王召见扁鹊问：'子昆弟三人其孰最善为医？'扁鹊曰：'长兄最善，中兄次之，扁鹊最为下。'魏文侯曰：'可得闻邪？'扁鹊曰：'长兄于病视神，未有形而除之，故名不出于家。中兄治病，其在毫毛，故名不出于闾。若扁鹊者，镵血脉，投毒药，副肌肤，闲而名出闻于诸侯。'"（魏文王召见扁鹊问他："你家兄弟三人谁的医术最高啊？"扁鹊回答："我大哥的医术最高，我二哥其次，我最差。"魏文王惊讶地问："那为什么你的医术闻名天下，他们两人一点名气也没有？"扁鹊说："我大哥在病未起之时，通过望外表神态气色便知将要发生的变化，不等疾病形成便用药或用其他方法调理好了，所以名声传不出家门。我二哥在疾病初起，尚在皮肤毫毛未发展到较重阶段，便用药治好了，所以他的名气传不出街巷。因为我的医术最差，所以要等到疾病发展到非常严重时才能用针灸刺血脉，给病人吃烈性的药，用药膏敷肌肤治疗，所以名声才传得出来，才在诸侯间闻名。"）

《鹖冠子·世贤第十六》："此者不病病，治之无名，使之无形，至功之成，其下谓之自然。故良医化之，拙医败之，虽幸不死，创伸股维。"（所以良医不担心患病，在疾病还没有萌芽的时候就治疗，使病在无形之中消除，功效就在这里，叫做自然。所以良医消除疾病，差的医生不能完全治愈疾病，其所治病人就算侥幸不死，也会受较重的创伤，甚至腿脚如捆绑一样不能活动。）

平时注意养护，连细微的疾病征兆也不容易出现，若有细微疾病征兆，要加强养护，或适度用药，这便是文中的中心思想。

（四）未患过病的人患大病后最为凶险

走惯坑坑洼洼道路的人会保持警惕，小心翼翼，担心摔跤，习惯走平路的人在突然遇到坑洼时必然会摔跤。任何疾病发作前都有征兆，但失治者往往因为警惕性不高而忽视它，这也是中智中寿者的特点。

发生轻微疾病也并非完全是坏事，因为每次发病，机体的免疫系统都能得到不同程度的锻炼而加强。笔者曾做过调查，平时不锻炼也很少患病服药的人，因大病或急病死亡的概率远大于坚持锻炼或有病经常服药者。

三、随波逐流者常人之寿

（一）遗传是影响寿命的重要因素，但非决定因素

一般人都会认为"人的生命由上天注定"（"天"即父母或几辈人的遗传基因），但实际上遗传只是影响寿命的重要因素，而非决定因素。

调查研究表明，遗传因素确实对人的寿命有影响。遗传对寿命的影响在长寿者身上体现得较突出，一般父母寿命高者子女寿命也长。德国科学家用 15 年的时间，调查了几百名百岁老人，发现这些老人的父母死亡时的平均年龄比一般老人高 9～10 岁。美国科学家发现，大多数百岁老人的基因，特别是"4 号染色体"上的基因有相似之处。

年龄越高的人群，其家族的长寿率越高。80～84 岁的老年人群，其家族长寿率约为 50%；百岁以上人群，其家族长寿率约为 70%。人的寿命与性别也有一定的关系，女性寿命比男性长，已被世界多国所公认。这主要由不同性别的生物学特性所决定，也与女性代谢率低于男性，以及与男女之间的内分泌差异有关。遗传因素和性别都是影响寿命的重要因素，但不是决定因素。决定因素是人日常生活中对生命的养护程度。

在漫长的历史发展过程中，人们抵抗自然的能力还很原始，对养生的认识也非常肤浅。古代人，60 岁即属高寿，中寿者甚多，短寿者也占有相当的比例，故大都**"以多自证，以同自慰"**。由于这种认识的存在，人们即使了解了养生知识，也**"断以所见，谓之不然"**。

（二）"听医生的话没法活""该吃什么吃什么"
　　贻害无穷

类似"听医生的话没法活""该吃什么吃什么""化肥、农药、生长激素、反式脂肪酸，没见毒死过人"类似的话流传甚广，且共鸣者多有其人，持此类观点者与第一类人无异。

"张学良又喝酒，又抽烟，活了一百零三岁！"有不良嗜好者把特殊案例当成普遍案例来宣扬。实际上蒋介石虽然限制了张学良的部分自由，却并没有限制他的各种娱乐活动，反而使他摆脱了戎马生涯，没有了杂事的烦扰。张学良隐居中衣食无忧，在湖光山色过着悠闲的生活，这才是他长寿的根本原因。如果他能将不良嗜好改为下棋、书法、读书、打太极等可能会更为长寿。

即使没有不良嗜好，有的人对养生也持怀疑态度，或对养生意志不坚定，或有养生的良好愿望却不得其法，这都是现代生活中的普遍现象。这些人的寿命可能比中智者稍长，但也只能达到一般人的寿命，难以实现长寿的愿望。服药是一种养生方法，此处服药指的是服用丹石类药物，魏晋南北朝时服食养生非常流行，有些能起到作用，可轻身助阳，但有些含汞量较大，毒副作用明显，不值得提倡。

司马迁说："骄恣不论于理，一不治也。"（做人傲慢放纵不讲道理，是第一种不可医治的人）每个医生都会遇到这类患者，生活中例子也不少。一位常吃垃圾食品者，谈起快餐食品时眉飞色舞，唾沫飞溅，后来此人因颈动脉粥样硬化产生严重症状后进行了手术，术后再也不吃垃圾食品了，"人不忌口，灾祸随时就会不请自来"，严重的疾病使他的思想发生了根本性的转变。

四、益少损多、奢欲过重者难以延寿

（一）新兴城市病是新兴的健康杀手

牛马要有休息时间，汽车跑长途时发动机要及时冷却，但现代人比牛马和跑长途的汽车还辛苦，益少损多者比较多见。虽然有人会利用周末的时间进行健身、郊游、登山等活动，但有的人每周5天时间不分昼夜地工作，有的人白天工作，晚上聚会、看电视、电影等，饮食也不加节制。周末的锻炼活动如快速充电样的补益远不及周一至周五的消耗。这种现象成了一种普遍现象，这些人要想取得较好的养生效果非常困难。

有人认为坐便是休息，如果只求舒服地久坐，眼睛盯着电视长时间观看，对眼睛而言则是更为艰苦的劳动，也影响脏腑和多个组织的功能。久坐还能使人形体

113

虚肥，体倦乏力，精神萎靡。《黄帝内经》早就警示人们"久坐伤肉"。

如果能利用有限的空闲时间因地制宜地做些活动，如晚上多去健身，就会使肌体的耗损得到补充，近期疾病减少，远期寿命延长。减少新兴城市疾病需要每个人都行动起来，形成良好的氛围。

（二）对健康不利的"美好"都保留着问号

物质文明的推进和精神文化的丰富使得美食、美酒、美色、美景的诱惑越来越多。和尚老虎女人的故事说明人们很难抵御外界的诱惑，一位老和尚向一直未出过山门的小和尚指着画图称老虎为女人，女人为老虎。小和尚见过两者实物后，老和尚问小和尚老虎、女人谁美时，小和尚的回答是"老虎"，可见心中的欲念并非随名称的改变而改变。和尚都很难"跳出三界外"，和美女经常接触者，与娇妻同枕共眠者更难消除欲望。

一千多年前牧羊人发现羊吃咖啡豆后变得非常兴奋活泼而推广之，后来咖啡成了贵族的饮品。饮用咖啡代表一定的"品位"，由于咖啡有与烟酒样的成瘾性，这种"品位"毒害了无数人。笔者曾专门撰文《咖啡祭》提醒人们如禁烟一样禁饮咖啡。女过40岁以后雌性激素逐渐减少，饮食钙摄入一般已不能满足身体的需要，需要补钙，禁止饮用排钙之物。咖啡具有较强的排钙作用，还能排出人体中的铁和其他微量元素，中老年人饮用咖啡对身体不利，因此笔者不断告诫身边常喝咖啡的人不要喝咖啡，但作用甚微。

肉类经烧烤后，致癌成分大大增加，然而，食用者未能认识到这一点，酷爱吃烧烤的人很多。另外，不少人喜欢吃国外的快餐食品，高油、高调味品类美味的食物令人竞相品尝，加入反式脂肪酸后口感更好，尽管学者们反复提醒这些食物虽然能满足味觉和视觉的需要，但是营养很少，有些还有明显的不良反应，然而喜欢它的人仍很多。由于这些食品背后有强大商业利益团体的财力支撑，且这些食品近期又不能导致疾病或明显的危害，所以人们很少听到禁止的呼声。老子说"美好者不祥之器"，这些垃圾食品只是人们认识的错觉，实际并非美好。

（三）为了健康要克服"物诱于外"时的"心战"

"戒急用忍"是康熙皇帝给雍正皇帝的四字忠告。"忍"是管理哲学上非常重要的基础修养，"忍"字的基本含义是控制情绪，始终保持平和、清净的状态。人在大脑充血、极端愤怒的情况下做出正确判断的概率极低。管理者只有控制情绪才能做出相对正确的判断。故持业之首在于"忍"。

养生者对外物的诱惑的心态也是"忍"。一般来说**"嗜好常在耳目之前，所希在数十年之后"**，放任自己根据"嗜好"做事当时是快乐的，对不良"嗜好"的节制如同进监狱样难以忍受。有位嗜好烟酒者在患中风后节制吸烟喝酒一段时间，然而一个月后又开始吸烟喝酒，笔者告诫他"要彻底戒掉！"他说："我就这点爱好，戒掉了活着还有什么劲！"直到中风第三次复发他才彻底戒掉。笔者曾建议一位肥胖者运动节食减肥，得到的回答是"那多累呀"。我说减肥后生活质量提高了，寿命也会延长，他的回答是："活那么长有什么用啊！我现在生活得非常好！"可能只有在严重疾病袭来时这些人才会觉悟。

　　一般人对戒色欲戒美食都会存在矛盾心理，也很难做到戒色欲戒美食。有位选美时因为肥胖影响了选位名次者在公众场合说"美美吃顿大餐再减肥！"可见养生理论如同"阳春白雪"一样，和者很少。

第八部分　持之以恒调养得法才能起到良好的养生效果

【原文】

夫至物⁽¹⁾微妙，可以理知，难以目识，譬犹豫章⁽²⁾，生七年然后可觉耳。今以躁竞⁽³⁾之心，涉希静⁽⁴⁾之涂，意速而事迟，望近而应远，故莫能相终。

夫悠悠者既以未效不求，而求者以不专丧业，偏恃者以不兼无功，追术⁽⁵⁾者以小道自溺，凡若此类，故欲之者万无一能成也。

【名词解析】

（1）至物：至，最，极；物，事物。至物，指最高境界的事物，此处指养生理论。

（2）豫章：豫，枕木；章，樟木。

（3）躁竞：躁，指浮躁；竞指竞争。

（4）希静：希，指稀少，亦有安静意；静为安静。

（5）术：指技艺，技巧。

【白话译文】

养生的道理都非常隐微奥妙的，可以从事理上推知，却难以用眼睛看到，譬如橡树和樟树，生长七年之后才能区分开来。如果以急于求成的心理来跨入清心寡欲的修身养性之路，想着速成但收效缓慢，希望收到近效却效应遥远，所以没能坚持到底。

心志远离养生之道的大部分人认为养生没有效果，于是就不去追求；追求养生的人因为不专心也会失去成效；片面依靠一种养生方法的人由于不能兼用各种方法最终也没有获得效果；只追求养生技术的人由于思路狭窄则会自我沉迷。世上的人大都如以上所说，所以想要长生的人一万个里边也没有一个能获得成功。

【评析】

一、养生如零星存钱，暴富不易，速效也难

（一）疾病随年龄增加而增多，养护措施也应相应增加

养生的道理大部分人都知道一些。"久病成医"，患有恶性或疑难疾病的人均深有体会。笔者曾问过某些患有恶性肿瘤的患者，他们对致癌因素和治疗方法比非癌症专业的医生了解得还多。大部分心脑血管患者对心脑血管疾病的预防、治疗知识都了解一些。俗语云："有

118

什么也别有病!"但任何人也无法避免不生病。养生的深刻道理一般人不容易理解，无病的人养生可延长寿命、防病，患了疾病的人更需要养护。

笔者在接诊患者时经常听到患者说："我以前身体挺好，为什么这几年疾病越来越多？"我常回答他们："人的身体如汽车一样，行驶一定时间后必然会出一些毛病，汽车要经常保养，人的身体也要养护。人到中年后疾病就会增多，身体养护得好发生疾病的概率就会降低，患了疾病也容易康复。"

随着年龄的增加，显现及隐伏的疾病也逐渐增加，养护措施也应随着年龄的增加而增加。正确的养护可使逐渐显现的疾病消除在萌芽状态。

（二）积跬步才能至千里，健康的身体源于点滴累积

冰冻三尺，非一日之寒，养护生命不是短期能取得成效的，作者以豫树、樟树要生长七年时间才能区别来提醒人们不要急功近利。《管子·权修》中说："一年之计，莫如树谷；十年之计，莫如树木；终身之计，莫如树人。"养生防病也一样，如治疗感冒疾病，用发汗解表药物，近期就能收到明显的疗效；治疗心肌梗死，需要运用低脂肪饮食、服用药物、持续锻炼等多种方法来调理，一般患者需要治疗几年时间才能使梗阻的心肌长出侧支血管、心肌的营养状况得到改善。因此，要达到延长寿命的良好效果需要长期的坚持，养生如积跬步，

点滴积累才能至千里，又像在银行中零星存钱，不可能一夜暴富，养生要想速效也非常困难。

所谓慢性疾病"根治""一次见效，三次治愈"，减肥"一周减 3～5 斤！"皆属无稽之谈。"患病如山倒，愈病如抽丝"，慢性疾病恢复都需要较长的过程，"伤筋动骨一百天"，求速效者效果必然不能稳固，不良反应也大，须按疾病的恢复周期逐步恢复，这样才能收到稳定的效果。

（三）浮躁是养生者的大忌

世上有"**躁竞之心**"的人多，坚持养生者少。现代人随着生活节奏的增快，浮躁者更多，高雅的艺术、音乐、美妙的文字很少有人欣赏了。有的人看报纸、上网只读标题，艺人被极度推崇，娱乐的信息被津津乐道，低级趣味的小道新闻广为流传。人生于忧患，死于安乐。孔子告诫人们："食无求饱，居无求安。"张仲景曾经感叹："举世昏迷，莫能觉悟，不惜其命。"（全世上的人都糊涂，没有人清醒明白，不知道珍惜自己的生命。）"**意速而事迟，望近而应远**"是浮躁的人养生的结果。

锻炼也要循序渐进，锻炼不得法也会形成不同程度的伤害。专业运动员虽然有科学的训练方法，但由于长期从事单一运动项目，为了成绩而加大训练量，常留下肌肉关节疾病。运动生涯结束后运动员如果仍能坚持其他健身养生项目，健康的体质便能够延续，肌肉关节损伤也可以一定程度地恢复，纵使遗留部分损伤也不会对健康造成大的危害，如果不再坚持运动，便会髀肉复生，疾病随之而生。

二、养生万无一能成者原因解析

（一）未效不求

锻炼是养生的主要方法之一，有些锻炼方法只锻炼身体的某些部位，有些运动可锻炼全身各个部位并与呼吸相结合，如八段锦、易筋经、五禽戏、太极拳等，但要达到短期治疗疾病、迅速强身的效果也很难，能否延寿也没有量化标准，所以有些人认为"没效"。

人吃了某些食物中毒后就知道这些食物有毒，不该吃。对于慢性蓄积性中毒，人们认识的不多，对营养调理了解的更少。食物养生效果很不明显，属"无效"范畴，不节制饮食现象普遍存在。

有些药物治疗疾病不会收到短期效果，中药不像西药那样疗效明显。中医门诊经常会遇到一些慢性患者在服几剂药后说"没作用"，有经验的医生总会说："继续服用!"有些患者没有按时按量服用。

笔者自拟长寿方让患有心脑血管病、糖尿病的85岁老人服用，3个月后对方电话告知"没有效果"。我回复他："继续服用!"于是患者继续服用，一年后检查，血糖值降低，其他不正常的化验指标全部恢复正常，这才真正体会到了其中的作用。赵霖教授曾建议患者早上喝玉米粥改善心脑血管疾病症状，晚上喝小米粥促进睡眠。有的患者食用一段时间后问："为什么没效？"赵霖教授回复："吗啡也没那样快的效果！"较长时间的服药、食疗才能起到一定效果。

持有"未效不求"观点的人思想远离了养生之道，也不会有实际行动，这类人要想保持健康、延长寿命无疑是痴人说梦，故是"万无一能成"者的第一种。

（二）不专丧业

养生延长寿命的理论需要认真学习才能领会，"不专"主要指不专心，还指不精通专业知识。从事任何工作都需要专心，全身心地投入，无须过多讨论。养生知识涵盖多方面、多学科，难以详尽讨论，本段仅就人进化过程中的几个变化简单论述。人的寿命期限与这些变化直接相关，返璞归真是有利于养生的方法。

1. 运动方式的变化容易导致大脑和心脏、脊椎及关节疾病

人类从四肢爬行到直立行走是一大进步，但随之也产生了一系列问题。脊椎在人类从平行变直立负荷增大；大脑从横向与脊椎平行角度转到了直立高位与脊椎平行时极易出现头面部缺血缺氧；手与脚的受力不均，对大脑的调节也产生了影响；心脏改为立位后也受到影响。随着这种改变，人类各组织器官的相应调节，逐渐

向有利于健康的方向发展。爬行有利于改变血液循环，一些养生家坚持每日在公园内爬行锻炼，并取得了近期健康状况增进，远期治愈慢性疾病的效果。

2. 呼吸方式的变化导致肺功能降低

研究发现，哺乳动物除人以外都是腹式呼吸。胸式呼吸只有肺的上半部肺泡工作，占全肺 4/5 的中下肺叶的肺泡处于不工作状态，使得肺部不能吸入大量新鲜空气，中下部肺叶则因长期无工作而退化失去活性。腹式呼吸除全肺处于工作状态外，腹部也处于运动状态，气功养生时要求腹式呼吸，人在爬行锻炼中自然形成了腹式呼吸。

3. 消化功能的退化虽然引起消化功能减弱，但使患感染性疾病者减少

人的消化功能与自然界中的其他动物相比退化异常明显。人的咀嚼能力与在郊野觅食的动物相比较越来越退化。社会的进步使食物越来越精细，消化能力进一步退化。松软的面包、打成浆糊状的菜和水果，方便了食用，同时减弱了咀嚼功能。人的咀嚼功能下降是不利的，虽然消化功能减弱，但并未减退，这是因为饮食有不节现象。人类大都能保证按时按量进食，吃干净的食物，使感染性疾病减少，这是一个不小的进步，如果再能按营养进食则进步更为明显。"欲得身体安，先得三分饥和寒"的养生观念对各年龄层均有较重要的意义，

饥饿疗法已被多数人所接受。经常进行叩齿活动有较好的保护牙齿作用，可避免因咀嚼功能减退导致的牙齿退化。

4. 生活环境的变化使外邪侵入性疾病减少了，但人的抗病能力却减退了

人类处在尚未进化时抵御寒热能力较强。脱离进化后营造了不同的小环境。《素问·移精变气论》说："往古人居禽兽之间，动作以避寒，阴居以避暑。"自然环境的变化让人体做出一些自发的调整，夏天出汗能把身体里的毒素和垃圾带走，严寒的冬天抗寒能力增强。社会文明的进步特别是现代空调、暖气的使用，使夏天该排汗时却无法排出了，冬天抗寒功能大大减弱了。人类这种改变是违背自然界规律的"逆天"行为，必然引起相应疾病的增多。为了增强体质，善养生者常进行"顺天"活动，夏日排汗季节主动接受阳热之气，冬日到室外主动经受寒气，"顺天"者的抗病力大大增强。

孟子说："不专心致志，则不得也。"无论是对养生不专心还是对养生知识了解少的人都不能达到养生长寿的效果，这是"万无一能成"者第二种。

（三）不兼无功

兼是会意字，此字的形象为一手持两棵庄稼，引申为同时进行几桩事情或占有几样东西。如果养生者偏信一种理论或一种养生方法不兼多种理论、方法，则收效

甚微。

养生的知识甚多，方法也多种多样，不兼与知识匮乏直接相关，学习则是增加养生知识的主要方法。儒与医相通，中国的传统医学称为中医学，也是中国传统文化的一部分，大儒又是大医，历史上的刘禹锡、苏东坡、曹雪芹都是精通医术者。中医四大经典中《伤寒论》《金匮要略》的作者张仲景是最典型的代表，他做长沙太守（相当于湖南省省长）时每月初一和十五为百姓看病，此两日只看病不办公，"坐堂医生"由此而得名。另一位大医张景岳因祖上以军功起家世袭绍兴卫指挥使，壮岁从戎，参军幕府，游历北方，足迹及于今山海关、辽宁凤城县和鸭绿江之南；数年戎马生涯无所成就，遂解甲归隐，潜心于医道，后医技大进；五十七岁时，返回南方，专心从事临床诊疗。他在中医界的历史地位可与张仲景媲美。现代医学简单地说就是物理医学和化学医学，物理学与化学均佳者学医相对有利一些，此即俗言所说的"士人学大夫，如快刀切豆腐"。

孔子说："生而知之者，上也；学而知之者，次也；困而学之，又其次也；困而不学，民斯为下矣。"（生来就知道者为最高层次的人；通过学习才知道者是位居其次的人；遇到困难才学习者是位居第三的人；遇到困难仍然不学习者是最低层次的人。）任何有知识的人都有可能成为医生，但要成为张仲景、张景岳那样的名医既要具备天资和勤奋的条件，还要有丰富的诊疗经验。

有其他学科知识者通过自学也能成医，更能通晓养生之道，天分稍差者需要借助别人的指导才能得到养生保健方面的知识。多参加有益健康的活动也是获得养生专业知识的方法。听专家指导可收事半功倍之功，有天分且其他学科知识较好者接受医学教育也可提高自己的养生保健水平，有时一句话的点拨胜过自己参悟多日，故有"伴君一席话，胜读十年书"之论。

"医者艺也"，医生是负责医病、养生、保健的专门技艺人员，良医均接受过较好的医德教育。"有病求医，无病敬医"，"医生门前过，一是递烟袋，二是拿水喝"，对医生的敬重可见一斑。医生的劳动理应得到尊重，某些医德较差的医生不能代表医生群体。医生适时的忠告，将会使养生者提高认识水平，并会终身受益。

养生"不兼"有时会对身体造成明显的伤害。如运动对身体有益，是最常用的养生保健方法，而人患有心脏病时，剧烈运动则导致病情恶化。吃含纤维多的食物可降脂通导大便，中老年养生保健应该经常食用此类食物。但消化功能差者却不宜食用，也不宜多食粗粮，食用后容易诱发疾病。运用养生方法失当，在产生不良反应的同时还会使养生者失去信心，故养生"不兼"者不能达到延寿目的，这是"万无一能成"者之第三种。

（四）小道自溺

小道原指小路，引申为礼、乐、政、教以外的学说，也是儒家对宣扬礼教以外的学说、技艺的贬称，又称"旁门左道"。现代小道消息指非经正式途径传播的不可靠消息。《道藏·中和集》旁门九品分为上、中、下三品，还有渐法三层及最上一层。中三品载有休粮辟谷，上三品载有吐纳等法，这些方法对养生有一定的帮助。下三品则为典型的"小道"。

《史记·扁鹊仓公列传》说："骄恣不论于理，一不治也。"（狂妄、骄横、不讲道理的人是第一种不可治疗的人）养生者如果**"追术者以小道自溺"**，与"骄恣不论于理"的患者相同，不但不能延长寿命，有时反会减寿，故为**"万无一能成者"**的第四种。

第九部分　善于养生得以长生的
几种表现形式

【原文】

善养生者则不然矣，清虚静泰⁽¹⁾，少私寡欲。知名位之伤德，故忽而不营⁽²⁾，非欲而强禁也。识厚味之害性，故弃而弗顾，非贪而后抑也。外物以累心⁽³⁾不存，神气以醇白⁽⁴⁾独著，旷然⁽⁵⁾无忧患，寂然无思虑。

又守之以一⁽⁶⁾，养之以和，和理日济，同乎大顺。然后蒸以灵芝，润以醴泉⁽⁷⁾，晞以朝阳，绥以五弦，无为自得⁽⁸⁾，体妙心玄，忘欢而后乐足，遗生而后身存。

若此以往，恕可与羡门⁽⁹⁾比寿，王乔⁽¹⁰⁾争年，何为其无有哉？

【名词解析】

（1）清虚静泰：虚，指无；泰，安稳平和。清虚静泰，清静平和，没有杂念。

（2）忽而不营：忽，忽略，丢弃；营，谋求。忽而不营，丢弃不追求。

（3）累心：劳心、烦心。

（4）醇白：醇，通纯；白，通泊，停止状。醇泊，指纯一淡泊。

（5）旷然：高兴的样子。

（6）守之以一：用道的观念约束自己。

（7）醴泉：醴，甜酒；泉，泉水。醴泉，指甜美的泉水。

（8）无为自得：一切任其自然，自感愉悦。

（9）羡门：一作羡门高，古代传说中的神仙，秦始皇至碣石曾派人寻求。

（10）王乔：王乔又名王晋、字子晋，又字子乔。汉刘向《列仙传·王子乔》："王子乔者，周灵王太子晋也。好吹笙，作凤凰鸣。游伊洛之间，道士浮丘公接以上嵩高山。三十余年后，求之于山上，见桓良曰：'告我家：七月七日待我于缑氏山巅。'至时，果乘白鹤驻山头，望之不得到，举手谢时人，数日而去。"道教封为"右弼真人"，统领桐柏山。五代时封为"元弼真君"，宋徽宗政和三年（1113）封为"元应真人"；宋高宗绍兴年间（1131～1162）加封为"善利广济真人"。他的事迹在《云笈七签》《历世真仙体道通鉴》中也有记载。

【白话译文】

善于养生的人就不是这样，他们在思想上清静虚无，行为上宁静平和，私念和贪欲较少。他们懂得名声和地位会伤害精神，所以不去追求，并不是心中希望得到而在行动上强行克制。他们明白美味佳肴会对身体造成伤害，所以抛弃而不眷恋，并不是心中贪恋不已却要在行动上强行压抑。名利地位等外在的东西会使心性受到伤害所以不留存心中，精神因于淳朴淡泊而特别饱满。他们胸襟坦荡而没有忧患，宁静而没有思虑。

他们又用道的纯一理念约束自己，用和谐之气调养自身，精神受和谐之气的良性影响，就会在安定的境界与自然顺应起来。然后再用灵芝滋养身体，用甘美的泉水滋润脏腑，用早晨的阳光沐浴皮肤，用音乐安定神志，顺其自然而为，怡然自得，这样就会身体轻健，心神沉静。忘掉物质享受带来的所谓欢乐，然后便会得到真正的愉快满足；摆脱生命的牵挂，然后便会使身体获得长寿。

如果这样坚持下去，差不多就可以同羡门比寿命，同王子乔较量年龄了，怎么能说养生没有这样的成效呢？

【评析】

一、清虚静泰是养生的最高境界

（一）清虚静泰的基本含义

清指将心里的各种想法清除为零。虚是空虚无物。静是如无风的水面样宁静淡泊。泰为泰然自若，不受外来因素影响。内心达到清虚静泰时就可排除外界的干扰，消除私念和欲望，保持在**"外物以累心不存，神气以醇白独著，旷然无忧患，寂然无思虑"**的状态。

（二）清虚静泰是"道"和"释"理论的综合

《素问·上古天真论》："夫上古圣人之教下也，皆谓之虚邪贼风，避之有时，恬淡虚无，真气从之，精神内守，病安从来。是以志闲而少欲，心安而不惧，形劳而不倦，气从以顺，各从其欲，皆得所愿。故美其食，任其服，乐其俗，高下不相慕，其民故曰朴。是以嗜欲不能劳其目，淫邪不能惑其心，愚智贤不肖不惧于物，故合于道。所以能年皆度百岁而动作不衰者，以其德全不危也。"（远古时深懂养生之道的人在教导普通人的时候，总说对不正常的致病邪气应及时避开，心情要保持安闲清静，排除各种杂念妄想，以使体内的真气顺畅，精与神都守持于内，这样疾病就不会发生。如果能这样保持下去就可以使心志安闲，很少产生欲望，情绪安定而不会焦虑，形体劳作而不产生疲倦感，体内的真气达到调顺，每个人都能随其所欲所需而满足自己的愿望。人们无论吃什么样的食物都觉得甘美，随便穿什么样的衣服都感到满意，每个人都喜爱自己的风俗习惯，无论社会地位高低贵贱，都不相互倾慕，所以这些人都可称得上是朴实无华者。因而任何不正当的嗜好和欲望都不会引起他们关注，任何淫乱邪僻的事物也都不能扰乱他们的心态。无论愚笨、聪明、能力大的人还是能力小的人，都能不受外界物欲的干扰，所以符合养生之道。他们能够年龄超过百岁而动作不显得衰老，正是由于掌握了修身养性的正确方法，而身体不被内、外邪气干扰危害。）

《般若波罗蜜多心经》说："舍利子，色不异空，空不异色，色即是空，空即是色，受想行识，亦复如是。舍利子，是诸法空相，不生不灭，不垢不净，不增不减。是故空中无色，无受想行识，无眼耳鼻舌身意，无色声香味触法，无眼界，乃至无意识界。无无明，亦无无明尽，乃至无老死，亦无老死尽。无苦集灭道，无智亦无得。以无所得故。"（具有大智慧的觉悟者认为世间一切有颜色的物质都是一样的，连思想也是一样的。人和佛都是空空无物的形象，这些空空的形象没有出生和灭亡之分，也没有干净和污垢、增减之分。所以说有色的物质和有灵性的生物所产生的思想都是不存在的，也不存在视觉、听觉、嗅觉、味觉、触觉、念虑觉之六根，及色、声、香、味、触、法的六尘。所以看到的是空的，意识到的也是空的。没有烦恼和痛苦，也没有智慧和收获，生命才能长久，因为修炼者忘记了痛苦和烦恼。）

汉代佛教尚未传入中国，具有养生大智慧的人天下同心，各种宗教在养生观和教人积德向善方面有着较高的一致性，笔者 **"清虚静泰"** 修身养性理论实际包含了《般若波罗蜜多心经》的理念。

苏东坡妻妾中只有王朝云知道他"一肚子不合时宜"，他的这位知音陪伴他发配到岭南染重病将死之时念着《金刚经》四句偈语："一切有为法，如梦幻泡影，如露亦如电，应作如是观。"她虽然年仅34岁，却已超脱至清虚境界。《说岳全传》中的道悦和尚在捕人何立将到时吟："吾年四十九，是非终日有，不为自己身，只为多开口！何立自东来，我向西边去，不若佛力大，岂非落人手！"说罢即气绝身亡。他更属清虚超脱之人。

二、淡泊名利不可不思进取

（一）"名位之伤德"中"德"的三层含义

"名位之伤德" 的"德"有三层意思。一是品德之德。争名者要采取各种手段，有些作法可能与道德相悖，且在成名后尤其是掌握权力以后决断事情时或许会做些有悖道德之事。其二为养生之德。《大学》中说："富润屋，德润身，心广体胖，故君子必诚其意。"（财富可以修饰房屋，使房屋华丽；道德可以修养人的身心，使人思想高尚。心胸宽广开朗，身体自然安适舒坦，所以有道德修养的人一定要使自己的意念诚实。）有德的人心态平和想的是为别人多服务，这利于养生；无德者想的是为自己谋利益而损害别人利益，更有损人不利己只图一时之快者，心态浮躁，这对养生不利。其三是上天赋予人们自然的特性。《灵枢·本神》："天之在我者德也。"

（二）"功名利禄"伤神、损身，也能折寿

"功名利禄"是大部分人一生追求的目标，读书人更为明显。"学而优则仕"，学业有成就有"千钟粟""黄金屋"，还有"颜如玉"，为了这一目标，读书人"三更灯火五更鸡"发奋攻读，甚至一直到垂暮之年。"白首为功名"的代表人物是唐代的尹枢，考中状元时已71岁，是历史上年龄最大的状元。为功名者在"读读读"中以身体健康为代价，得到的是伤神、损身、直接影响寿命长度的后果。

为了争得功名需要付出一般人所不愿付出的努力，保住功名，也要付出较大的代价。名利有时会给所有者带来了极大风险，"人为名高名伤人"。在冷兵器时代，攻取战阵之方常组织敢死之士直取敌方中军，砍主帅大旗，擒敌方主帅或上将，被攻破的敌方主帅或上将常成为刀下鬼或阶下囚。亡国、败军时的帝王或首领善终者不多。因此，元代高明的诗有"铁甲将军夜渡关，朝臣待漏五更寒。山寺日高僧未起，算来名利不如闲"的感慨。

（三）有的归隐山林者是消极躲避

许多读书人视名利如粪土，归隐于山林。尧帝晚年想把天下让给有贤德的人，听说许由是一位隐居的高士贤人，就找到许由要将九州长禅让给许由。许由不但不听尧帝的劝说，反认为他玷污了自己的耳朵，就跑到颍水边上去洗耳朵。一个叫巢父的人，牵着牛从河边经过，看见许由在洗耳朵，问明原因后认为许由不是真正的隐士，因为如果真心隐居，别人是无法找到他的，洗耳的水也是脏水，连牛都不能喝，于是牵着牛到上游饮水。"洗耳不闻亡国音"成了千古佳话。孔稚珪在隐居钟山时，隐士周颙应诏出为海盐县令，欲路过北山时，孔稚珪写《北山移文》，不许周颙上山。

隐士中许由、巢父是否有感觉自己的能力比不上尧帝而退隐的因素呢？这些因年代久远无从考证。陶渊明隐居虽然是对社会人事虚伪黑暗的一种厌弃，不是单纯的逃避现实或养生，但也存在消极的一面。他在漫长的隐居生活中陷入饥寒交迫的困境时，彷徨动摇过，但最终还是没有向现实屈服，"不为五斗米折腰"，宁固穷终生也要坚守士人的清白节操，不完全属于**"知名位之伤德，故忽而不营，非欲而强禁也"**群体。

（四）"人为财死"悲剧的警示

财富的积累除了不正当手段外，需要财富拥有者花费毕生精力苦心经营，甚至需要几代人的努力。每次大的变革都是权力和财产的再次分配，守财不但不容易还有巨大的风险。中国历史上有范蠡、沈万三、胡雪岩三个富可敌国的人。三人中只有范蠡得以善终，但这也缘于其特定的历史环境，春秋战国时期各种势力割据加之范蠡高超的智慧才使其得以生存下来。沈万山和胡雪岩不但财富不保，甚至连性命也不能保全。一般具有名望或财富者先荣后贱，而先富后贫者巨大的心理落差会严重影响他们的健康，减少其寿命。

浩然《艳阳天》中的人物中有一个被称为"小算盘"的人，他在给别家人帮工时总是不吃前一顿饭。法国小说《欧也妮·葛朗台》生动地刻画了守财奴的形象：本区的教士来给他做临终法事，十字架、烛台和银镶的圣水壶一出现的时候，似乎已经死去几个小时的人立刻睁大了眼睛，目不转睛地瞧着那些法器，他的肉瘤也动了一动。神父把镀金的十字架送到他唇边，让他亲吻基督的圣像，他却做了一个骇人的动作，想把十字架抓在手里。中国《三兄弟》的故事中大哥、二哥均因太贪心多拿金银财宝被太阳烧死，只有老三只拿了锄头等农具回家后靠自己的劳动创造了财富。

（五）现实生活需要淡泊名利，更要承担社会责任

司马迁在《货殖列传》中说："'仓廪实而知礼节，衣食足而知荣辱。'礼生于有而废于无。故君子富，好行其德；小人富，以适其力。渊深而鱼生之，山深而兽往之，人富而仁义附焉。"（"仓库充实后人们才能懂得礼节，衣食丰富了人们才会知道荣耀与耻辱。"礼仪产生于富足而废弃于贫穷，所以君子富足以后喜欢施行仁德之事，小人富有了也会把力量用在适当的地方。潭渊深了里面就会生鱼，山林深了野兽就进入林子之中，人民富足了仁义便会归附于他们了。）

一个人具有太强烈的名利观对其健康十分不利，这提醒人们要淡泊名利，但不思进取的懒汉思想也对健康不利。一个人要靠劳动创造生存条件，还要创造更多的财富奉献给社会，为其他人造福。因此，在工作之余应养生，因为养生可使人们具备良好的身体素质，更能提高工作效率。

现代养生者养护生命更要思进取，清虚要有时间节点。年轻阶段应注意养生，保护好身体，保持充沛的精力，争取为社会多做贡献。退养阶段养护好自己身体，少去医院，少占用社会医疗资源。施爱于别人，并力所能及地回报社会，这样社会大家庭将更加和谐，自己也能获得幸福感。

三、节制美味饮食更要注意营养均衡

（一）进食肥腻厚味食物要少，不饱轻饥为好

经常食用肥腻厚味食物会影响人体健康，这种观点已在人们心中形成共识，但这些美味的食物又使人难以节制。英国乡间有一长寿老人托马斯·佩普，一向素食、节饮，活到 152 岁。他因长寿闻名，被召到皇宫，但到皇宫后佩普却因贪厚味美食而死。

《吕氏春秋·尽数》："长也者，非短而续之也，毕其数也。毕数之务，在乎去害。何谓去害？大甘、大酸、大苦、大辛、大咸，五者充形则生害矣。"（长寿，就是让生命不夭折而且能延续下去，直到用尽自己的命数。能寿终正寝的要领，在于消除损害。什么是去除损害呢？大甜、大酸、大苦、大辣、大咸五种食物重味充斥身体，就会对身体产生损害。）

不但肥腻厚味食物要节制，普通食物也需要节制。《素问·痹论》说："饮食自倍，肠胃乃伤。"（饮食过量，肠胃就要受到损伤。）

（二）节食是降低基础代谢延长寿命的重要方法

大量的事实证明，适度节制饮食具有养生、长寿的良好作用。《管子·形势解》说："起居时，饮食节，寒暑适，则身利而寿命益；起居不时，饮食不节，寒暑不适，则形体累而寿命损。"

孔夫子也提倡"不多食"。被人尊为"药王"的孙

思邈的养生之道是"无他，唯不饱食耳"（没有别的经验，只是每餐不吃得太饱罢了）。

宋代的文学家苏轼说："已饥方食，未饱先止。"明代敖英在《东谷赘言》中说："多食之人有五患，一者大便数，二者小便数，三者扰睡眠，四者身重不堪修养，五者多患食不消化。"

明代《修真秘要》中也说："食欲数而少不欲顿而多。""常欲令如饥中饱，饱中饥。"清代乾隆皇帝非常讲究养生之道，严格遵从《黄帝内经》的"饮食有节，起居有常"理论养生而得以长寿。

人的生命活动需要一定的营养作基础，但营养过剩则会影响健康，减少寿命，老年人更为明显，因为老年人体力活动减少，基础代谢水平较低。营养过剩，就会造成皮下脂肪积累，血脂增高，身体发胖，诱发高血压、胆石症、糖尿病等。饮食过量必然增加胃的负担，使各消化器官难以适应，引起胃痛、腹胀、嗳气等症状，严重者还会导致胃炎、肠炎、胰腺炎等疾病。《素问·逆调论》说："胃不和则卧不安。"中餐有时过饱便会引起饱胀；夜餐过饱，则会影响睡眠。

"要想身体好，饭吃七分饱。""少吃香，多吃伤。"笔者在《饮食精粹》再版前言中说："'要想小儿安，先得三分饥和寒'，这话对成人也非常适宜。""饥不暴食，渴不狂饮。"长期饱食会使消化系统负荷过度，内脏器官过早衰老和免疫功能下降，导致多种疾病，引起"短寿"，所以最好能让肠胃有定时的休息时间。

降低基础代谢是延寿的重要方法。如果减少食物的摄取量，体内产生的热量就会降低，新陈代谢的速度就会相应的减慢。因摄入减少，新陈代谢减慢，体内有毒产物和废料的产生也会减少，体内吸收的数量和解毒的负担也会减低。机体活动在相对较低水平的代谢过程中运行，分解代谢相对减少，如低速度运转的车辆磨损较低使用期限延长一样，如此人便可获得寿命的延长。

实验研究已经证明，只吃七、八分饱的大鼠明显较饱食白鼠寿命为长。广西壮族自治区巴马瑶族自治县是全国有名的长寿县，他们的养生之道有一点是经常吃素食，吃饭只吃七、八分饱。节制饮食特别是美味食物要有毅力，**"识厚味之害性，故弃而弗顾，非贪而后抑也"**。

（三）节制饮食也要保证人体的均衡营养

基础营养是身体活动的基本需要，节制饮食不要走向极端，太过亦是不及。只吃素食者的人、饮食也较有节制，堪称节制饮食的典范，但某些人营养严重不足。某些常年辟谷者极度缺乏营养，有些还伴有不同程度的消化系统疾病。随着社会的进步，饿死人的现象一般不会发生了，但营养不均衡现象却普遍存在。最近研究发现，长期素食者动脉硬化的概率较荤素均衡者更高，故对肉类食物**"弃而弗顾"**也非良法，应以少食为主。对酒的研究也表明，适量饮酒对健康有益。

(四) 节制饮食应注意的几个要点

如何节制饮食保证营养均衡，应注意以下几点。

1. 有规律进食

按时摄入饮食才能使身体及时获得维持健康所必需的各种营养，使气血旺盛，并能使脏腑及其他各组织器官得到养护。劳累或锻炼后，不要立即进食；饭后应坚持做些缓慢的活动，"饭后百步走，能活九十九"几乎人人皆知，散步是方便可行的方法。

2. 细嚼慢咽

细嚼慢咽是符合科学道理的至理名言，咀嚼时间长，不仅能使食物得到充分粉碎，还能增加唾液分泌，使唾液与食物充分搅和，利于食物的消化吸收，降低胃肠道发病率。多咀嚼还能延缓面部皮肤的衰老，有美容肌肤的保健功效。

3. 尽可选择多种食物

各级管理者要听取多方面意见才能得出正确判断，汉代王符《潜夫论·明暗》："君之所以明者，兼听也；其所以暗者，偏信也。"人只有食入多种食物才能达到营养均衡。粮菜肉果等是饮食的主要内容，兼食可使人体获得合理的营养，偏食则会导致气血阴阳平衡失调。大米、面粉是人们最常用的食物，如果能掺入多种杂粮则可使营养平衡，更有利于健康。有些人已将日常粮类调整到 20 种以上，这似乎过多了一些，但日常食用几种粮食一般人是可以做到的。有人根据颜色营养成分不同将日常食用食物归类为红、绿、白、黑四类，对养生者选择食物有较好的指导作用。

四、戒色欲不可走向极端

（一）食色均是动物的需要

《礼记·礼运篇》说："饮食男女，人之大欲存焉。"（人们赖以生存的饮食和男女之间的性是最大的追求和欲望。）《论语·子罕》中说："吾未见好德如好色者也！"（我没见过喜爱道德像喜爱女色一样的人！）其中另一层意思是无论好德与不好德者均好色。《孟子·告子上》中孟子与告子辩论，告子曰："食色，性也。"（食欲和性欲是人的天性。）没有性爱，也对健康不利。好色是人类的本能欲望，没有必要刻意断绝，但要有所节制。元代著名医学家朱丹溪说："音声之胜于耳，颜色之胜于目，温柔之胜于体，谁是铁汉，心不为之动也。"如果沉溺于其中，过度放纵则贻害无穷。古时有着三宫六院七十二妃的皇帝，每日翻牌择女侍寝，精血日日亏虚，早夭者举不胜举。

（二）"去欲"也要注意适度

儒家坚决反对"去欲"的观念，也提倡人的本性要自然、适度，合乎"礼"（社会的普遍行为规范）。君子色而不淫，即"少私寡欲"。《孟子·告子下》告诫人们："动心忍性，增益其所不能。"（使内心受到震动，忍受各种欲望，使意志坚强，增强所缺少的才能。）

适度的性生活，也是能够保持长寿、预防疾病、让生活幸福的重要方式之一。调查研究发现：长期良好的性生活能减轻人的焦虑情绪，使人较少出现暴力和敌对倾向，且对身体免疫系统也有支持作用，可以缓解疼痛，调节内分泌，改善精神状态。有人总结性爱对健康的辅助作用有十几种之多。故色欲要"淡"，要"节"而非"去"和"消"。

五、忧思是养生的致命敌人

（一）七情致病内因中"忧"是占比例较大的因素

中医学认为致病的原因共分三类：一是六淫（风、寒、暑、湿、燥、火六种致病邪气），二是七情（喜、怒、忧、思、悲、恐、惊七种情志异常变化），三是非六淫七情的其他致病因素。《吕氏春秋·尽数》："大喜、大怒、大忧、大恐、大哀，五者接神则生害矣。大寒、大热、大燥、大湿、大风、大霖、大雾，七者动精则生害矣。"（过分的高兴、生气、担忧、惊恐、悲伤，这五种情绪刺激到神经，就会对神经产生损害。过度的寒冷、酷热、干燥、潮湿、刮风、下雨、降雾，这七种气象扰动了精气就会对精气产生害处。）

七情为主要的内部致病因素，故又称"内伤七情"，

143

七情中喜、怒、悲、恐、惊因素均有持续时间短的特点，而忧、思则持续时间较长，是养生的致命敌人。研究发现，人的情绪与健康长寿有着密切的关系。经常处于心理紧张状态下的人免疫力处于低下状态，更容易罹患疾病。乐观、豁达和坚毅无畏的精神状态，则能增强人体的抗病能力。过度紧张会使心跳加速、血压升高、呼吸急促、胃肠等脏器供血不足，从而导致消化道痉挛、疼痛，如此日积月累就容易引起身体功能衰退，以至发生脑血管破裂或致命性的心肌梗死，甚至使人猝死。由抑郁症导致人体器官功能失调而引起的死亡率，同癌症、糖尿病和心脏病的死亡率一样高。

历史上因忧思伤命者甚多，《钗头凤·世情薄》言："世情薄，人情恶，雨送黄昏花易落。晓风干，泪痕残，欲笺心事，独语斜阑。难，难，难！人成各，今非昨，病魂常似秋千索。角声寒，夜阑珊，怕人寻问，咽泪装欢。瞒，瞒，瞒！"这是南宋唐婉哀婉动人的临终悲鸣。郭沫若与江南女子于立忱的最后一面也与陆游、唐婉的经历相似。"碧野何来五色琴，长空万里任浮沉。只因半缕轻丝系，辜负乘风一片心。"这也是一曲哀婉的悲鸣，只是先有于诗后有郭和，于立忱自杀，除感情因素还有部分担忧国家命运的因素。

（二）忧思能直接促进衰老，减少寿命

过度忧思可衰老，减少寿命期限，伍子胥过昭关时

144

一夜忧愁，满头黑发尽白。自称"我是天下惆怅客，问君何事泪纵横"的纳兰性德年仅31岁而终。"愁啊愁，愁就白了头"，是当年迟志强创作的歌中的一句歌词，这代表的是人世间的普遍现象。

大智者虽然有忧思情绪，但多能看得开、放得下，故也相对长寿。苏东坡虽然一生多次被贬，有多房妻妾，但却没忘记养生，在颠沛流离中活到65岁，也算较长寿者。陆游既遭受过秦桧陷害大比落榜的打击，也受过与最心爱的妻子唐婉离别的创伤，沉郁悲凉的情绪凝集在他的一首首诗词中。但忧思并没让他沉沦，他坚强地从不良情绪中走了出来，写出了饱含爱国激情的诗词。他的诗词如李白诗词一样雄奇奔放，却又比李白单独写景更有意义。积极的生活态度，良好的心态使陆游寿命长达85岁高龄。苏东坡、陆游与清代最著名诗人纳兰性德的诗词相比明显要豁达得多，纳兰性德的《浣溪沙》："谁念西风独自凉，萧萧黄叶闭疏窗，沉思往事立残阳。被酒莫惊春睡重，赌书消得泼茶香，当时只道是寻常。"苏东坡《江城子》："十年生死两茫茫，不思量，自难忘，千里孤坟，无处话凄凉……"同是悼亡妻，两者相较，差别立判。陆游是典型的不被忧思所困扰的实例。

六、"守之以一"的深刻含义

(一)基本含义为保持最初的状态

"守之以一"即以一守之。"一"有三层意思。

一是如前文所说,不可忽略任何一次的"益"和"害",要尽量多积累"益",尽可能避免"害"。

二是最初的状态,精神永远保持在最初的状态。《道德经》有"常德不离复归于婴儿"之说,婴儿即最初的状态。《道德经》说:"道生一,一生二,二生三,三生万物。"道即无极,无极代表虚无的状态,没有中心极点,没有边界,是宇宙未有之先的最初物质。一是太极,无极生出的气活动后凝结在一起,生出太极。太极生出阴阳,阴阳是处于混沌的明暗两种气。阴阳两种气再凝聚生成有形质的物体,然后又生出多种多样的物体。《太极图说》:"无极而生太极,太极动而生阳,动极而静,静而生阴,静极复动,一动一静,互为其根,分阴分阳,两仪立焉。"三皇之一的伏羲创八卦时认为:"无极生太极,太极生两仪,两仪生四象,四象生八卦,八卦生六十四卦。"按此理论,"清虚静泰"属无极,为更原始状态,"一"则为第二种状态。

三是代表水,《河图洛书》说:"天一生水,地六成之。"(天上的一生成水,地上的六也变成水。)"一""和"六"在《河图洛书》中均属北方位置。水主静,《道德经》:"上善若水。水善利万物而不争,处众人之

146

所恶，故几于道。"（最好的行善事要像水一样，水润万物却从来不与万物相争。它总是从高处往低处流，处在最低处，所以水总按照自然规律行事，最接近道。）养生者"守之于一"，要像水一样永远在低位，经常处于安静状态，微风吹过只是荡起层层细波，大风起时波浪可迫岸离池，风过以后则迅速返回原地。像水一样安静，与第二层意思基本相同。安静不动，人的基础代谢率就会保持在较低状态，这是延寿的基本要素之一。

（二）"守之以一"可使心宽、身安，也能延寿

《红楼梦》中的《好了歌注》说："陋室空堂，当年笏满床；衰草枯杨，曾为歌舞场。蛛丝儿结满雕梁，绿纱今又糊在蓬窗上。说甚么脂正浓，粉正香，如何两鬓又成霜？昨日黄土陇头送白骨，今宵红绡帐里卧鸳鸯。金满箱，银满箱，转眼乞丐人皆谤。正叹他人命不长，那知自己归来丧！训有方，保不定日后作强梁；择膏粱，谁承望流落在烟花巷！因嫌纱帽小，致使锁枷扛；昨怜破袄寒，今嫌紫蟒长。乱烘烘，你方唱罢我登场，反认他乡是故乡；甚荒唐，到头来都是为他人作嫁衣裳！"

这提醒人们："守之以一"，减少贪欲，生命中没有大起大落，才能减少心理上的波动，不产生心理创伤。心安则心宽，心宽则身安，身安则寿延，这是养生的基本原则，也是生命长驻的秘诀。

七、养生长生不可失于"和"

(一)家和

"养之以和" 实为以和养之,"和"包含两方面内容,出外或工作时与人"和",归家时与家"和",根本在心"和"。"家和万事兴","家"是亲属群体经常汇集之地。"国"与"家"比较,"国"是大的"家"。"家"如船舶停靠的港湾,是人们休息、补充能量的地方。家和中夫妻和谐是最重要的部分。夫妻和谐,有利于健康延寿。

(二)人和

出了家门就与人打交道,打交道的人有同事、亲戚、朋友,还有萍水相逢之人。与人打交道,争则失和,让则复和。邻里间关系是家庭外最需要保持和谐的关系。相传康熙时期文华殿大学士兼礼部尚书张英的邻居在安徽老家建房,因宅基地和张英的家人发生争执,张英家人飞书京城。张英看完家书淡淡一笑,在家书上回复:"千里家书只为墙,让他三尺又何妨。万里长城今犹在,不见当年秦始皇。"家人看后甚感羞愧,便按张英回书之意退让三尺宅基地,邻家见张家人如此豁达谦让,深受感动,亦退让三尺,遂成六尺巷。"六尺巷"现仍存于桐城市内,成了谦让致邻里和谐的最好见证。如果两家争执不休,不仅会损害两大家族,而且会使家人的心态失和,从而影响其健康,甚至导致疾病或更坏的结果。

因此保持和谐、友好、愉快的群体关系，以乐观、开朗、宽宏大度的心境对待一切，对人们的身心健康和家庭的幸福美满十分重要。

生活和工作都不是战场，无须一较高下。"海纳百川，有容乃大。"人与人之间，多一分理解就会少一些误会，多一分宽容就会少一些纷争。

人不能经常以自己的眼光和认知去评论他人他事，处理任何事情都要心态平静，心平则气和，心不平则气难以和。如果"为个虱子烧个袄"，常怀"隔山伸拳打死牛"的心态，心气永远不能平。龙生九子，个个不同，性格根源于先天，性急者如果在特定的环境中慢慢培养，也能养成平和的心性。心底无私天地宽，人如果不苛求别人的观点与自己的相同，少一些自我，多一些换位思考，便会心生快乐，健康而长寿。

（三）用药、饮食之"和"与健康直接相关

患了疾病就要用药，用药要以"和"为原则。《鉴药》是唐代刘禹锡写的因为患疾病服药的经过。疾病是身体的脏腑组织失去正常调和功能，服药过量也会打破和谐的状态，进入另一种病态。刘禹锡患病原因为"其兴居之节舛、衣食之齐乖所由而致也。今夫藏鲜能安谷，府鲜能母气，徒为美疢之囊橐耳"。（刘禹锡生病是由于起居时间紊乱，衣食住行安排不和谐所导致。如今五脏很难消化食物，六腑很难养育正气，只能成为装病灶的皮袋了。）用药就是要将这种功能调整过来。医生清楚地交代："然中有毒，须其疾瘳而止，过当则伤和，是以微其剂也。"（但是药是有毒的，必须病好了就停药，过量了就会打破和谐，所以给你的剂量要少。）但刘禹锡却违背了"过当则伤和"的基本原则，服多了药物，中了药毒。《素问·五常政大论》说："大毒治病，十去其六；常毒治病，十去其七；小毒治病，十去其八；无毒治病，十去其九。谷肉果菜，食养尽之，无使过之，伤其正也。"意在告诫人们：用药治病，要掌握适当的度，不可过度而伤及正气。未完全治愈的病情的要靠饮食保养逐渐康复。饮食也是治疗作用较缓和的药，饮食不当也会伤"和"致病，笔者在《饮食防误300例》《饮食精萃》《食疗本草白话评析》等多本书中详细地论述了这些问题。

八、创造优美小环境，把巴马带回自己家

（一）居住环境是影响健康寿命的关键因素之一

《道德经》："居善地，心善渊，与善仁，言善信，正善治，事善能，动善时。夫唯不争，故无尤。"（有道德修养的人都善于选择自己的居住环境；他们心怀博大、深藏不露，与人为善；他们言行一致，治理国家有条不紊，会依靠自己的能力将事情办好，总是选择最合时宜的时候行动。他们由于做事都不违背自然规律，所以也不会有烦恼。）荀子教人"处必择乡，游必就士"。（居住必定选择风俗醇美之乡，交游必须接近贤德之士。）

　　影响人的寿命的因素主要有两种：内因是遗传，外因是环境和生活习惯。通往长寿之路的关键在于个人科学的行为方式和良好的自然环境、社会环境。按照健康生活方式生活的人，可比一般人多活 10 年以上。根据世界卫生组织 1992 年发布的消息：影响寿命的各种因素中，60% 取决于自己，15% 取决于遗传因素，10% 取决于社会因素，8% 取决于医疗条件，7% 取决于气候条件。

　　遗传、社会和医疗因素是人们无法控制的因素。最关键的因素在自己，健康长寿主要取决于自己，生命与健康的钥匙均掌握在自己手中。人的情绪、生活节奏、饮食习惯是由自己控制的，创造有利于健康的小环境也是延长寿命的主要因素。

　　（二）巴马是中外闻名的长寿地区

　　世界较著名的有五大长寿地区——俄罗斯高加索、巴基斯坦罕萨、厄瓜多尔卡理、中国广西的巴马和新疆的南部地区。这些地区环境优美、温度适宜、空气清新、水源洁净，为适合养生的地区。

　　对于国外的情况，国内人了解得相对较少，生活在新疆的人长寿与其饮食结构有很大关系。新疆为中国果类最为丰富的地区之一，红萝卜、西红柿是新疆人最爱吃的蔬菜。因为饮食关系，健康及寿命的强力杀手——癌症在新疆的发病率明显小于内地省份，因为西红柿和红萝卜均是抗癌食物。内地人普遍爱吃西红柿，而红萝卜则许多人不愿意接受。有些人爱凉拌或生吃水果，这很不利于脂溶性营养成分的吸收，使营养成分的利用率大打折扣。新疆北部温度较低，而南部温度稍高，有昆仑山雪水的供给，故南部比北部生存环境更好一些。

中国广西的巴马是大部分人熟悉的一个长寿区，与新疆一样环境污染相比其他地区明显为少。它地处南方，可食的食物没有新疆营养丰富，长寿的因素更值得人们关注。

（三）改善环境首先要增加空气负离子量

室内空气状况优劣的评判依据是负氧离子的多少。空气负氧离子又称负离子，能降解中和空气中的有害气体，对人体健康非常有益。当人体通过呼吸将空气负离子送进肺泡时，可刺激神经系统产生良好效应，并通过血液循环把所带负离子送到全身组织细胞。人吸入一定浓度的空气负离子能调节神经系统功能，改善心肌功能，增强心肌营养和细胞代谢，提高免疫能力，促进血液循环，消除疲劳，改善睡眠，精力充沛。吸入相当量的空气负离子，还能预防呼吸道疾病，改善心脑血管疾病的症状，作为哮喘、高血压病、神经衰弱、肺气肿、冠心病等疾病的辅助治疗。故负离子有"空气维生素""长寿素"的美称。

（四）污染可使负离子量大幅减少

空气负氧离子容易被烟雾、灰尘、病菌、汽车尾气等污染物吸附而消失。研究表明，当室外 pm2.5 值上升到 200 微克每立方米的时候，呼吸系统疾病和心血管系统疾病的死亡率会增加 14% ~ 26%。更可怕的是室内和车内的空气污染致病程度更是高于室外 5 ~ 8 倍，室内通风不良和污染，负氧离子就更加缺乏。人长时间处于雾霾和各种空气污染中，则易发生过敏性疾病。北京等一线城市为空气污染较严重的城市，空气中负氧离子比海洋性气候地区明显为少。

（五）植物和水是产生负氧离子的主要物质

植物和水是产生负氧离子的主要物质。现代科学已经证实，地势和水流与磁力有关，也与健康的最主要的影响因素——负离子有关。水和土地中的矿物质含量会使生活在某一水土环境中的人产生耐受和适应特性，"一方水土养一方人"。《家乡吟》："折片苇叶吹乡音，捧起泉水饮个醉，莫怪归家的儿子憨，只因爱你爱在心坎内。"《南征北战》电影中有"又喝到家乡的水了"的特写镜头。

庭院有较多的植物和环流之水有利于负氧离子的产生，几种植物不但能产生负离子，还能不同程度地净化空气作用。绿萝可净化空气，吸收空气中的甲醛、苯等有害气体，也可吸收油烟异味。常春藤可有效清除室内的苯、甲醛和三氯乙烯，吸收吸烟时所产生的有害物质。袖珍椰子是高效空气净化器，除能有效去除居室中的苯、三氯乙烯、甲醛外，还具有一定的杀菌作用。发财树可吸收二氧化碳。仙人掌可吸收电脑和电磁辐射。

（六）巴马的环境可部分复制

对于自然界中空气、饮水、温度湿度等大环境，单靠个体自己的努力不能进行改变，小环境则可以自己调控。对于室内小环境，可以通过自己的努力部分地改变，从而使有益健康的负离子多一些。

巴马的环境不可能复制，但不同的家庭可以效仿并加以改善居住地环境。"**蒸以灵芝**"中的灵芝不可拘泥，可在室内栽种某些植物以改变室内的负氧离子的状态。

"**润以醴泉**"，巴马富含矿物质的水不容易饮到，但我们可以饮用净化水，少饮用污染或含杂质的水。改善室内空气质量，经常开窗通风，使空气流通，增加室内负氧离子量，即使是寒冷的冬季也要保证通风时间；用空气净化器净化空气的灰尘，向空气中散布含有负氧离子的湿气；没有空气净化器，可用加湿器布散湿气，增加空气中负氧离子含量。室内角落不影响活动的地方要放置几盆水，或用有交换器的鱼缸养鱼也能起到吸收浮尘、散发负氧离子的作用，笔者家中保持着放五盆水的习惯。

"晞以朝阳"，可通过住在向阳的卧室解决，最好打开窗户减少玻璃的滤过。阳光可促进钙的吸收，因为人体皮肤中的一种 7 - 脱氢胆固醇必须在紫外线的照射下才能转变成维生素 D_3；缺乏维生素 D_3，必然影响钙的吸收和利用，造成缺钙或钙的流失。这样改善居住小环境，就像把巴马的环境部分地"复制"入自己的小家一样，如果再注意以上所述其他因素就可达到**"体妙心玄"**的境界，获得更明显的健康延寿效果。

九、"绥以五弦"对养生的作用

（一）五音与五脏的关系

古代汉族的音律分成五音，五声音阶按五行的相生顺序，从宫音开始到羽音，依次为宫、商、角、徵、羽。每音的区间可以插入不同的附加音（偏音）而形成七声音阶。常说的五音不全即指此五音。

《左传》："先王之乐，所以节百事也，故有五节，迟速本末以相及，中声以降，五降之后，不容弹矣。于是有烦手淫声，慆堙心耳，乃忘和平，君子弗听也。"（先王的音乐，是用来节制各种事务的，所以有五声的节奏。或快或慢，从根到末递相连及，音声和谐就降息不再奏乐。五声都降过以后，乐曲终了，不需再弹奏。如在这时继续弹奏，就会有繁杂的手法和不正的音发出，使心神动荡耳际烦乱，就会失去和谐音声，君子是

155

不愿意听的。)

中医学认为音与五脏相通,《素问·阴阳应象大论》说:"东方生风……神在天为风,在地为木,在体为筋,在脏为肝,在色为苍,在音为角,在声为呼……南方生热……其在天为热,在地为火,在体为脉,在脏为心,在色为赤,在音为征,在声为笑……中央生湿……其在天为湿,在地为土,在体为肉,在脏为脾,在色为黄,在音为宫,在声为歌……西方生燥……其在天为燥,在地为金,在体为皮毛,在脏为肺,在色为白,在音为商,在声为哭……北方生寒……其在天为寒,在地为水,在体为骨,在脏为肾,在色为黑,在音为羽,在声为呻。"

(二)柔和优美的音乐有安神宁心作用

嵇康通晓音律,尤爱弹琴,著有音乐理论著作《琴赋》《声无哀乐论》。嵇康作有《风入松》,以及《长清》《短清》《长侧》《短侧》四首琴曲,其中四首琴曲被称作"嵇氏四弄"。相传《孤馆遇神》亦为嵇康所作。嵇康非常重视音乐的养生作用,认为声音的本质是"和",音乐的最高境界是合于天地。

美好的音乐或歌曲对身心都有良好的安抚作用,会使人感到欣慰,差的音乐或歌曲则是噪音。音乐或歌曲好坏与人的感觉和欣赏水平、喜欢程度有关。某些流行歌曲对老年人来说是噪音,但年轻人却对它情有独钟。

白居易《琵琶行》："岂无山歌和村笛，呕哑嘲哳难为听。"山歌和村笛对当地人来说是感情滋补剂，对白居易来说却是噪音。将音乐或歌曲用于养生，要注意以上因素。

作者提示用音乐安定神志以养生，现代人拓展了音乐的使用方法。如老年人随着有节奏的鼓点、悠扬的音乐声跳起大秧歌或自创的舞蹈，练气功者用缓慢的音乐导引自己进入静态，音乐歌曲对养生的具体作用还需要进一步的探讨。

十、"忘欢"者得欢，"遗生"者长生

（一）"忘欢"者要能做得"苦行僧"

养生的方法如气功、八段锦、太极拳、慢走等这些活动与看电视、电影及玩电脑游戏等比较，枯燥而乏味。在某些场所因地制宜的锻炼活动有时还会遭受别人嘲笑。节制食物特别是美味食物或节制色欲一般人不容易做到。一般人实在很难"忘欢"。人人都知道肉食比蔬菜味美，吃蔬菜有益于健康，但戒肉吃蔬菜者不多，尤其年轻人更少。

不能"忘欢"对健康影响很大，教训非常深刻。《武汉晚报》2016 年 04 月 06 日记载：一位 32 岁女白领在平稳行驶的公交车上轻轻咳嗽了一声，腰突然不能动了，到医院检查被告知是急性腰扭伤。做了理疗休息 5 天后腰痛依旧，不能弯曲活动，起床至少要折腾 20 多

分钟，上厕所半天坐不下去，完事后连擦屁股都困难。她自述："腰怎么跟豆腐做的一样？"这是不能**"忘欢"**、轻视锻炼活动的直接后果，这是城市的"久坐族"经常发生的现象。对于久坐不动的人，一个简单的动作，如弯腰、伸懒腰、咳嗽等，就会使自己处在疲劳状态的肌肉力无法承受。整天坐在电脑前的工作者，腰肌长期得不到活动，下班时突然起立或弯腰等轻微的活动，都可能扭到腰，造成活动严重不便。坐姿懒散者更容易发病。因此，上班族也要做**"忘欢"**者，坚持锻炼并持之以恒，才能使小病不上门，大病少发生，即使发生疾病也能快速痊愈。

观看电影、戏曲、电视、体育活动成了大众娱乐活动的主体部分，演员和从事竞技活动的运动员都是公众人物。演员和运动员都要靠平时苦练打好基础才能上台或上场时发挥出好的效果。只有平时放弃娱乐，刻苦地锻炼体能技巧，才能享受到取得优良成绩的快乐。如果个人平时不刻苦，在竞技或演艺场上便不会取得好的成绩，从事竞技、演艺活动者沮丧的心情加上观众的斥责必将影响其身心健康。

（二）三个不能忘欢者的教训

一个人如果慵懒、放纵，不能**"忘欢"**，容易发生疾病。笔者接诊过 3 个不能**"忘欢"**的患者。其一是一位 50 岁中年人，眼底检查发现动静比例明显失调，还出现了明显的动静脉交叉压迹，且患者形体虚胖，已到需要住院观察治疗的程度。当时笔者反复告诫他及时服药、节制脂肪饮食、注意休息、加强锻炼、戒烟戒酒，最好住院观察一段时间，患者走出诊室门就低声说"真啰嗦"。2个月后再次见到他时，他已需要坐轮椅，才知道自己错了。尽管笔者采取多种方法综合治疗，但已回天无力，患者的症状越来越严重，1年后便离别人世。

其二是一位刚过30岁的年轻人，眼底检查发现循环动静脉出现了交叉压迹，笔者告诫患者要引起注意。患者听后非常重视，到北京市几大权威医院检查，"专家"告诉他"没事"。他听后如吃了定心丸，到处说笔者"不会检查，还吓唬人！"之后他继续不规律地生活，不坚持有益健康的活动，几年后经检查发现患了重度糖尿病，并出现一只眼睛失明。

其三是一位38岁中风首次发作患者，笔者告诫他同样应注意的话。患者第一个月坚持得很好，还戒了烟、酒。但第二个月又恢复了全部不良习惯，将戒掉的烟酒也拾了起来。我们进行了如下对话。笔者说："伤疤刚好，痛就全忘了？"患者说："生命就这几十年，活就要活得痛快些！"笔者说："烟能不能别抽了？酒也少喝点吧！"患者说："我就这点爱好，全戒了活着有什么劲！"笔者说："再发病可要严重得多了！"患者说："没事，我天天吃着药呢！"3个月后患者中风再次发作，走路摇晃，左手还不时地做着弹弦动作，说话也不清楚了，这之后才真正戒了烟、酒，换得几年病情的稳定。

（三）"遗生"要具备良好的心理素质

很少有人能正确地面对生死，故"**遗生**"比"**忘欢**"更难。对待生命平时应持积极的态度进行养护，才能延长生命。危难时特别是重病慢性疾病缠身时忘记生死，保持达观的心态，出现转变的概率就会明显增加。

癌症是致死率很高的疾病，谈癌色变者大有人在。患癌症者有一部分是因为惊吓而死，故医生在确诊患者得了癌症时一般都告诉家属而不告诉患者本人。随着科技的发展，许多不治之症有了新的治疗方法，即使不能从根本上解决问题，也能起到缓解症状、延续生命的作用。

据 2016 年 4 月 12 日《参考消息网》发布的消息："中国编辑人类胚胎基因新植入突变体或可抗艾滋病毒。"尽管这些方法还在探索阶段，但已使人们看到了一线曙光。如果患了所谓的不治之症，有正确生死观的人，在同样的医疗条件下生命期限明显较其他人为长，有人还会有奇迹发生。

北京顺义区一位被确诊为癌症的患者，在三伏天狂饮水和酒后醉倒在田野松软的沙土地中，经过大汗过后感觉浑身轻松，到医院复查，各种癌症体征、症状完全消失了。发汗法可清除血液中的有害物质，对多种疾病都有辅助治疗作用，除体质特别虚弱者不适宜外，其他患者都可以进行尝试，能治愈癌症确属特例。《素问·四气调神论》记载，夏月养生要"使气得泄"。在山林天然氧吧中登山出汗，也是清洗身体毒素的极好方法。

20世纪80年代笔者在上海铁路医院学习时曾遇到过用活壁虎治疗晚期食管癌的实例。有位食道癌晚期患者，已至半昏迷状态，饮水也难以下咽，已从医院转入家中准备后事。家属听说了吃壁虎可治疗癌症的土方，为了一线希望，决定一试。家属捕捉到鲜活的壁虎，打开患者的嘴，壁虎看到嘴张开后的孔洞直接钻了下去。也许是因为壁虎划开了不能进食的阻碍物，也许是因为壁虎有抗癌的效用，奇迹发生了，患者不久便能进部分流质食物。家属继续用壁虎研粉让患者服用，患者病势逐渐减轻，慢慢能正常进食了。民间已有用壁虎治疗多种癌症的实例，壁虎研粉内服的抗癌作用已被实验证实，壁虎现已成多数肿瘤科大夫治疗癌症患者的基本用药。

西安医科大学一位86级药学系研究生在学习医学开始就产生了这样的认识：某些疾病痊愈并非医生治疗的结果，医生只是在患者能够痊愈的基础上起了一些的辅助作用；不少疾病可以自己痊愈，一部分急危重病也可自己痊愈。2010年他患了淋巴腺癌，按现代医学的观点，需要用手术、化疗或放疗等方法治疗。他的选择是自养，许多人认为这是自杀行为，但他的观点是：第一，正确面对，癌症治愈率很低，淋巴腺癌治愈率更低，能活下来的可能性很小，既然必然会死亡就要死的坦然；第二，淋巴腺癌传播速度较快，活检、手术都会引起较强的刺激，在一定程度上会促使癌细胞扩散，即使对患处周围组织进行较大范围清理也很难将癌变组织清理干净；第三，癌症患者免疫力低下，手术、放疗、化疗均会对自身免疫力造成损伤。因此，他每天做的事除了坚持到公园散步外就是静养。做好了他随时离开人世的准备。为了减少患病部位的刺激，对于腋下流出的脓液，他只用自来水冲洗，用一般卫生纸轻擦，这种处理方法不像有着深厚医学功底的人所为，而正是用这种原始简单的方法，最后使他的身体恢复了正常。病愈最主要的原因是他看淡了生死，真正做到了"遗生"。

以上三种癌症的治疗方法都属特例，但给人们提供了另外的思路或方法，值得人们借鉴。

衰老是人们无法抗拒的自然规律，但垂暮之年如果忘记年龄——**"遗生"**，不把自己当老年人，保持乐观的童心，培养多方面的兴趣，增强对生活的信念，并坚持实施各种养生方法，便能延缓衰老的脚步。